重大新发
呼吸道传染病暴发流行
社区防控卫生指南

高绪芳 梁 娴 鹿 茸◎主 编

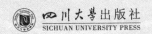

四川大学出版社
SICHUAN UNIVERSITY PRESS

图书在版编目（CIP）数据

重大新发呼吸道传染病暴发流行社区防控卫生指南 /
高绪芳，梁娴，鹿茸主编 . — 成都：四川大学出版社，
2023.6
ISBN 978-7-5690-6281-6

Ⅰ . ①重… Ⅱ . ①高… ②梁… ③鹿… Ⅲ . ①呼吸道
感染－传染病防治－指南 Ⅳ . ① R183.3-62

中国国家版本馆 CIP 数据核字（2023）第 148884 号

书　　名：重大新发呼吸道传染病暴发流行社区防控卫生指南
　　　　　Zhongda Xinfa Huxidao Chuanranbing Baofa Liuxing Shequ Fangkong Weisheng Zhinan
主　　编：高绪芳 梁 娴 鹿 茸

选题策划：张　澄
责任编辑：张　澄
责任校对：龚娇梅
装帧设计：阿　林
责任印制：王　炜

出版发行：四川大学出版社有限责任公司
　　　　　地　址：成都市一环路南一段 24 号（610065）
　　　　　电　话：（028）85408311（发行部）、85400276（总编室）
　　　　　电子邮箱：scupress@vip.163.com
　　　　　网　址：https://press.scu.edu.cn
印前制作：四川胜翔数码印务设计有限公司
印刷装订：四川煤田地质制图印务有限责任公司

成品尺寸：148mm×210mm
印　　张：3.75
字　　数：93 千字

版　　次：2023 年 9 月 第 1 版
印　　次：2023 年 9 月 第 1 次印刷
定　　价：28.00 元

扫码获取数字资源

四川大学出版社
微信公众号

本社图书如有印装质量问题，请联系发行部调换

编审委员会

主　任：梁　娴

副主任：韩德琳　邓良利

委　员：刘　竹　庹晓丽　王　成　鹿　茸

　　　　王　亮　范双凤

编写人员名单

主　审：韩德琳　邓良利

主　编：高绪芳　梁　娴　鹿　茸

副主编：旷　聃　戴映雪　兰　苏　张　伟

　　　　李玥伶

编　委（按照姓氏笔画排序）

　　　　马晓军　刘　艳　刘　斌　孙婧雯

　　　　杜训波　杜　楠　李君钒　罗　理

　　　　黄　葵　覃芳葵　翟一凡

序

近几十年来，新发呼吸道传染病如严重急性呼吸综合征、甲型 H1N1 流感、中东呼吸综合征、新型冠状病毒感染（新冠病毒感染）在全球范围内的大流行给人类生命健康、经济发展和社会秩序造成了严重的影响。当前，新发传染病特别是新发呼吸道传染病的发生和发展具有高度不确定性和复杂性，总结历次应对重大新发呼吸道传染病的经验，从抗疫斗争史中汲取智慧和力量，完善各种应对准备，科学防控，精准防控，具有非常重要的现实意义。

基层社区是人民群众活动的核心区域，是社会的"细胞"，是疫情防控的第一线。在基层社区里早发现、早报告、早隔离新发呼吸道传染病病例，将疫情传播风险控制在最小单元，对于外防疫情扩散、内防疫情反弹具有极其重要的作用。在数次重大疫情防控中，我们逐步织密筑牢了基层防疫网底，形成了通畅和有效的社区治理体系和良好的社区卫生健康治理能力，疫情防控工作与基层治理工作有机结合和融合，值得认真总结和借鉴。

本书聚焦重大新发呼吸道传染病暴发流行社区防控卫生相关内容，为以后"万变"的新发呼吸道传染病提供了"不变"的社区防控应对措施。具体来说，本书概括了社区防控的目的和意义；介绍了社区防控的流程——以流程图的形式直观表达了社区

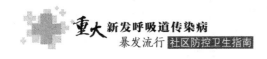

防控各阶段的工作内容、工作机制、职责与分工；叙述了社区防控中人与环境传播风险和排查控制要点、空调使用指南、个人防护和终末消毒知识；详细讲解了社区防控风险区和风险点的划分和管理，总结归纳了"以快制快"的社区防控策略，即在重大新发呼吸道传染病的1~2个潜伏期就能控制住疫情，彻底斩断疫情传播链。同时，本书也根据重大新发呼吸道传染病病毒变异特点、疫情演变态势，创新性地将重大新发呼吸道传染病流行划分为早期、中期和后期，对不同时期分别提出了社区防控卫生要求，包括风险区的划定、管理和解除流程。另外，本书也总结了影响社区防控成败的关键环节，提醒读者在开展社区卫生防控过程中需注意的方向。最后，本书提供了在社区防控实践中不断总结完善的模板，可供读者直接应用，将会极大地提高工作效率。

对于不可预见的新发呼吸道传染病，社区是防控前哨，只有不断提升社区应对新发呼吸道传染病防控能力，才能有效减少新发呼吸道传染病对人民健康和生命的危害。本书内容丰富、针对性强，可为疾病预防控制中心、公共卫生与预防医学高等院校和所有从事社区卫生防控的工作人员提供理论和实践参考。乐为推荐！

四川省疾病预防控制中心　流行病学首席专家

目　录

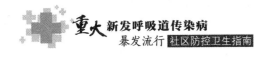

第一章　重大新发呼吸道传染病的基础知识

一、定义

呼吸道传染病是病毒、细菌、支原体等病原体从呼吸道侵入引起的呼吸系统疾病，好发于冬、春季节，有传播迅速、流行性强等特点，常见的呼吸道传染病有流行性感冒（流感）、流行性腮腺炎、猩红热、麻疹、流行性脑脊髓膜炎、人感染高致病性禽流感（禽流感）、严重急性呼吸综合征（SARS）、中东呼吸综合征（MERS）、新型冠状病毒感染。

新发呼吸道传染病是新出现的呼吸道传染病和再发呼吸道传染病的总称，前者是指新种或新型病原体引发的呼吸道传染病，后者是指已经存在但近年来其发病水平迅速上升或流行区域迅速扩大的已有呼吸道传染病。21 世纪以来，新发呼吸道传染病有SARS、禽流感、甲型 H1N1 流感、MERS、新型冠状病毒感染等。当新发呼吸道传染病严重威胁人类健康和生命安全时，即称作重大新发呼吸道传染病。

重大新发呼吸道传染病具有以下特点：

1. 发生和发展的不确定性，可大流行、点状暴发或散发，大流行时来势凶、传播快，易造成跨国界、洲界甚至全球性传播。

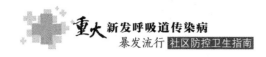
2. 病原体种类及其宿主种类多样，病原体具有较强的变异性，传播途径复杂。

3. 不同病原体感染谱存在差异，如 SARS 以显性感染者为主，而新型冠状病毒感染以无症状者居多。隐性感染比例大的病原体传播隐匿，给传染源发现和传播阻断带来挑战。

4. 早期发现及诊断较为困难，在短期内难有有效治疗方法（如有效疫苗、特效药物）。

5. 重症率和病死率较高，不仅严重威胁人民健康和生命安全，而且还会带来医疗资源不足、人道主义伤害等一系列问题。

二、传播途径

传染病的传播途径是指病原体从传染源排出至侵入宿主前，在外环境中停留和转移所经历的全过程。病原体停留和转移必须依附于某种媒介物，这种参与病原体传播的媒介物称为传播媒介或传播因素。重大新发呼吸道传染病的传播途径主要包括空气传播和接触传播。

1. 空气传播主要包括下列三种方式：

（1）飞沫传播，指患者喷出的含有病原体的飞沫直接被易感者吸入而引起感染。由于飞沫在空气中停留时间短，因而只能传播给周围的密切接触者。对外环境抵抗力较弱的病原体，如脑膜炎双球菌、流行性感冒病毒、新型冠状病毒等引起的疾病，通常以此方式传播。

（2）飞沫核传播，飞沫在空气中失去水分后，剩下的蛋白质和病原体形成飞沫核，飞沫核可以气溶胶的形式漂浮至远处，在空气中悬浮时间较长，易感者吸入含有病原体的飞沫核引起感染，称为飞沫核传播。白喉杆菌、结核分枝杆菌等耐干燥的病原体可以通过飞沫核传播。

（3）尘埃传播，含有病原体的较大飞沫或分泌物落在地面上，干燥后随尘埃重新飞扬悬浮于空气中，易感者吸入后即可感染。凡对外界抵抗力较强的病原体，如结核分枝杆菌，均可通过尘埃传播。

飞沫核传播和尘埃传播也称为气溶胶传播。

经空气传播的重大新发呼吸道传染病的流行特征有：

（1）传播广泛，发病率高。

（2）冬、春季节高发。

（3）在未经免疫预防的人群中，发病人数可呈周期性升高。

（4）居住拥挤和人口密度大的地区高发。

2. 接触传播是指易感者直接或间接接触了患者的分泌物、血液、排泄物或被患者污染的物品所造成的传播。手在接触传播中起着重要作用，患者排出的病原体很容易污染手，手再污染各种物品。经接触传播的重大新发呼吸道传染病的流行特征有：

（1）无明显季节性。

（2）个人卫生习惯不良和卫生条件较差的地区发病较多。

（3）加强传染源管理和消毒措施可减少发病人数。

三、暴发流行

暴发是指在一个局部地区或集体单位的人群中，短时间内突然出现许多临床症状相似的患者，暴发往往由共同的传播途径感染或共同的传染源引起。如 2019 年 12 月底，新型冠状病毒感染主要在接触海鲜市场的人群中形成局部暴发，病例大多与海鲜市场的暴露有关。

流行是指某地区、某病在某时间段的发病率显著超过历年该病的散发发病率水平。有时某病的流行在短期内可越过省界波及全国，甚至超出国界、洲界，形成大流行。如 2003 年初在我国广东省暴发不明原因肺炎，仅数月就波及全球 32 个国家和地区。新型冠状病毒感染自 2019 年 12 月发现以来，迅速蔓延至全球，形成全球大流行。据世界卫生组织统计，截至 2023 年 4 月 30 日，新型冠状病毒感染确诊人数超过 7.65 亿，累计死亡人数超过 690 万，已经严重影响全球政治、经济和人们日常生活。

四、新型冠状病毒感染

新型冠状病毒感染是近年来新出现的一种重大新发呼吸道传染病，它是由新型冠状病毒（2019－nCov，以下简称新冠病毒）引起的呼吸道传染病，潜伏期 3～7 天，早期新冠病毒原始毒株毒力强，患者中有肺炎症状者比例高；后期随着毒株变异以及人群疫苗接种和自然免疫，患者以发热、乏力、干咳为主要表现，部分患者也可以鼻塞、流涕、咽痛、嗅觉/味觉减退或丧失、结膜炎、肌痛和腹泻等为主要表现。

新冠病毒属于 β 属冠状病毒，对紫外线和热敏感，乙醚、75％乙醇、含氯消毒剂、过氧乙酸和氯仿等脂溶剂均可有效灭活新冠病毒。人群普遍易感。传染源主要是新冠病毒感染者。主要传播途径为经呼吸道飞沫和密切接触传播，在相对封闭的环境中经气溶胶传播，接触被病毒污染的物品后也可能造成感染。

截至 2023 年 4 月，新冠病毒已从原始毒株平行进化出了阿尔法、贝塔、伽马、德尔塔以及奥密克戎等变异株。

2019 年 12 月出现的新冠病毒原始毒株传染力较强（基本再生指数 R0 约为 2.2，即一个患者平均感染 2.2 人），平均潜伏期为 5.2 天，短时间内就能在密切接触人群中开始人际传播，发展为局部暴发、社区传播和疫情蔓延形成的大范围传播。同时其毒力强，重症比例高，病死率也高，特别是在患有基础疾病的老年患者中。

2020年9月，英国首次发现阿尔法变异株，其迅速成为英国主要的致病毒株。与英国早期流行的病毒株相比，阿尔法变异株传染力更高、致病性更强。

2020年10月出现了德尔塔变异株，该变异株迅速成为主要流行株并在全球多个国家流行。德尔塔变异株传染力更强，$R0$约为6.0，与阿尔法变异株相比，其传染力提高近60%，其病毒载量更高，平均潜伏期（4天）也显著缩短。德尔塔变异株的这些特点使其更容易造成局部疫情多点暴发。另外，得益于人群大范围疫苗接种和自然免疫，此时德尔塔变异株感染后重症比例、住院风险和病死率均有所下降。

2021年11月出现了奥密克戎变异株，2022年初该变异株成为主要流行株，全球出现新一轮的流行高峰。奥密克戎变异株与德尔塔变异株相比传染力明显提高（$R0$约为9.5），平均潜伏期也缩短至3天，这些特点造成防控难度进一步加大。但是奥密克戎变异株感染后轻症患者和无症状感染者居多，症状以上呼吸道症状为主，持续时间短，其引起的重症比例、住院风险和病死率显著低于其他变异株。

第二章　重大新发呼吸道传染病社区防控概述

一、定义

社区是指由聚居在一定地域范围内的人们组成的社会生活共同体。城市社区主要包括城市的街道、小区等人群聚集的生活区，乡镇社区主要包括居民区、自然村等。社区是城乡居民生活和居住空间的核心区域，是社会的"细胞"，是城市治理的基本单元。

社区防控指通过政府主导、部门协作，在社区外党员干部下沉、防控专家组指导的基础上，在社区内党员干部和群众的积极参与下，做到重大新发呼吸道传染病的早发现、早报告、早隔离、早治疗，从而控制传染源、切断传播途径和保护易感人群，做到社区疫情的早控制和社区活力的早恢复。社区防控是疫情联防联控的"第一线"，也是外防输入、内防扩散的最有效防线。

二、目的和意义

重大新发呼吸道传染病发生初期，由于对病原体传播特性、致病力等认识不足，在社区中发现感染者时，需要在尽可能短的时间内将传播风险（风险区和风险点位）控制在最小的范围内，防止疫情迅速扩散，采取"以快制快"的社区防控策略，通过快速社区流调、科学分析，专业研判风险区和风险点位并立即规范管理，有效切断传播途径，控制社会面的传播风险。

三、社区防控的流程、工作组及职责（图2－1、图2－2）

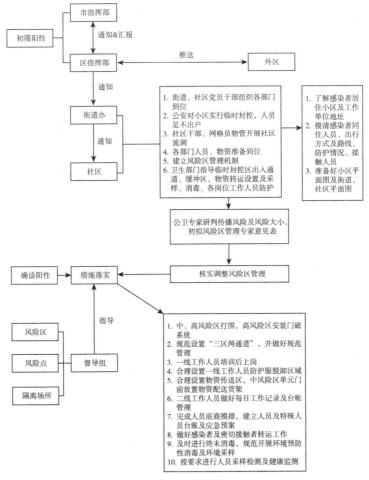

图2－1 社区防控的流程

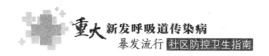

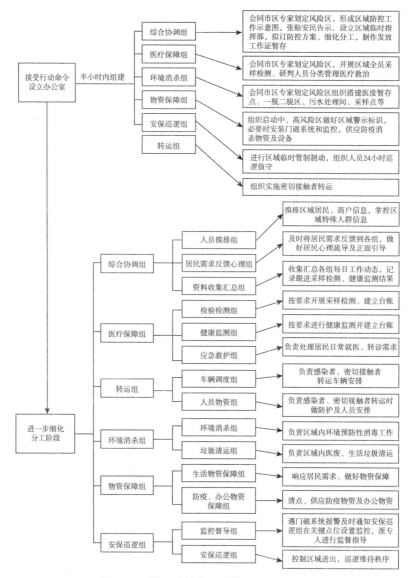

图2-2 社区防控中设定的工作组及职责

四、人的传播风险和排查控制

当重大新发呼吸道传染病感染者进入社区后，在其能排出病原体的时间内，感染者家人或同住人员在日常生活中与其接触密切，此时感染者家人或同住人员感染风险极高。如在近年的新冠病毒感染疫情防控期间，开展流行病学调查时要第一时间排查感染者的家人或同住人员，将其判定为重点密切接触者并隔离管控。我国学者通过追踪调查新冠病毒感染者的 2147 名密切接触者，发现感染者家人的感染率最高。

在相对封闭的环境中，人可经飞沫传播、气溶胶传播和接触传播，感染者在相对封闭的餐馆内就餐，在棋牌室、卡拉 OK 室娱乐，在乘坐电梯时，有较高的传播风险。既往新冠病毒感染疫情流行病学调查时，也是要第一时间排查感染者同餐和同娱乐人员，将其判定为重点密切接触者并隔离管控。我国学者发现新冠病毒感染者的聚餐/会客/娱乐密切接触者的感染率仅次家人，位居第二。

社区中其他与感染者有近距离接触但未做有效防护的人可能被感染者飞沫中的病毒感染。感染者在社区内散步、排队取快递时如与他人交谈或近距离接触，就会有一定的传播风险。既往新冠病毒感染疫情流行病学调查时，就要围绕感染者在社区的活动轨迹，排查其在社区中接触的人员，根据接触的时间、方式和防护情况，综合分析判断感染者的传播风险。

根据重大新发呼吸道传染病的潜伏期和排毒规律，确定排查感染者的密切接触者时要往前推的时间，如对于新冠病毒感染者症状出现前 2 天开始或无症状感染者标本采样前 2 天开始排查，对于通过多次采样检测方式发现的感染者排查时间为最后一次采

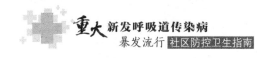
样检测阴性采样时间起至隔离管控前，与其有近距离接触但未采取有效防护的人员感染风险高，通常首先要排查和控制感染者的"四同"人员——共同居住生活人员、共同就餐人员、共同学习工作人员和共同娱乐人员。"四同"人员与感染者接触时间长、接触频率高、接触时通常未佩戴个人防护用品，感染风险极高，在流行病学调查时，一旦掌握"四同"人员信息后要第一时间将其隔离管控。其次要排查密闭或通风不良环境下共用卫生间、共乘电梯人员，感染者在此类环境下容易产生气溶胶传播，同时空或随后进入此类空间的人员被感染的风险也较高。最后在要围绕感染者在社区的活动轨迹，排查出其在社区中接触的人员，根据接触的时间、方式和防护情况，综合分析判断感染者的传播风险，特别是要重点关注社区服务相关的工作人员如物业人员、志愿者、保洁人员等，该类人员接触人员广泛、感染风险大。

五、环境的传播风险和排查控制

重大新发呼吸道传染病感染者的分泌物、排泄物或污染的物品若含有对外环境抵抗力较强的病原体，且未及时进行消毒处理，这些病原体污染的环境即可能造成传播的风险。有研究表明，新冠病毒在环境温度为 21~23℃ 时，在塑料表面能存活 3 天、在不锈钢表面能存活 2 天、在纸质表面能存活 1 天、在铜金属上能存活 4 小时、在低温条件下的物体表面存活的时间会更久。还有研究发现 SARS 病毒在物体表面的存活时间较长，在塑料上的存活时间可达 9 天。不同物体材质对 SARS 病毒的存活时间有一定的影响，SARS 病毒在金属和织物上的存活时间要长于木板、玻璃等物体。韩国的一项研究也表明，MERS 感染者和治疗 MERS 感染者的医护人员经常接触的温度计、门把手、遥控器、床等多个物体表面均可被 MERS 病毒污染。因此，病毒通过污染环境和物体造成传播的风险不容忽视。

感染者在家里日常生活时，使用卫生间排放污水，若上下楼层共用同一根排污管道的住户卫生间地漏没有存水弯，或存水弯没有水封，此时感染者排放的含有病原体的污水在水压的作用下会产生气溶胶，进入其他住户家中，居住在其中的住户吸入或接触这些含有病原体的气溶胶后就有可能被感染。2003 年我国香港淘大花园 SARS 聚集性感染事件发生后，研究人员调查发现病毒通过排污管道完成了早期传播，随后在人与人之间进行了广泛的传播。新冠病毒感染疫情防控期间也在感染者的上下楼层同户型住户间发现续发感染者的现象。这表明在重大新发呼吸道传染病社区防控中要尤为关注感染者住家时排污管道气溶胶传播的风险。另外，感染者在使用社区的卫生间时，其排泄物在抽水马桶水压的作用下会产生大量气溶胶弥散在卫生间内，同时其排出的病原体很容易污染手，手在触碰卫生间马桶盖、冲水按钮、门栓等地方时会污染相应部位。感染者离开卫生间后，后续使用此卫生间的人会吸入含有病原体的气溶胶或接触被污染的物品造成感染。

感染者在社区娱乐、聚餐、参加会议时，还要关注其所在房间的空调通风和排风系统，若多个房间存在空调通风系统混用且空调通风系统又未关闭回风，或者不同房间的排风管道相连且没有止回阀时，感染者排出的含有病原体的气溶胶则可能污染不同房间，有造成病原体传播的风险。某地 2021 年 11 月曾出现一起家庭聚集性新冠病毒感染疫情，对首发病例进行流行病学调查时未发现其与感染源有直接接触，随后通过对其居住的隔离酒店进行现场卫生学调查和检测，发现其房间正下方住有一感染者，他

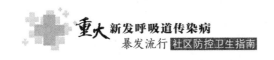

们的卫生间均没有排风扇,有一个开口的通风管道上下相连,且在通风管道内采样结果为新冠病毒核酸阳性。

感染者在社区活动接触了物品,如触碰了电梯按钮、楼梯扶手、自动贩卖机按钮,或扔弃生活垃圾,后续人员在接触这些物品后均有被传播的风险。某机场曾出现过一例机场工作人员新冠病毒感染的案例,经过细致的流行病学调查和监控视频搜索,发现一感染者手部在接触口鼻后触摸了电梯扶手,随后数小时内该工作人员手接触了相同部位的电梯扶手,这就导致了病毒的传播。

因此,病原体的环境传播风险要尤为关注,应围绕感染者的活动轨迹,调查其可能污染的环境,排查管控接触污染环境的风险人群,对污染的环境进行终末消毒处置,消除环境传播风险。

六、空调使用指南

重大新发呼吸道传染病暴发流行期间,社区各场所空调通风系统的安全合理使用能有效防止因空调通风系统运行而导致的病原体传播。

(一)全空气空调系统

1. 开启前准备。

(1)应掌握新风来源和供风范围等。当空调通风系统的类型、供风范围等情况不清楚时,应暂时关闭空调系统。

(2)应检查过滤器、表冷器、加热(湿)器等设备是否正常运行,风管内表面是否清洁。应对开放式冷却塔、空气处理组等设备和部件进行清洗、消毒或者更换。应对风管内表面和送风卫生质量进行检测,合格后方可运行。

（3）应保持新风口及其周围环境清洁，新风不被污染。

（4）应对新风口和排风口的短路问题或偶发气象条件下的短路隐患进行排查。如短期内无法进行整改，应关闭空调通风系统。

（5）寒冷地区冬季开启新风系统之前，应确保机组的防冻保护功能安全可靠。

2. 运行中的管理与维护。

（1）应以最大新风量运行，关闭回风，如在回风口（管路）或空调箱使用中高效及以上级别的过滤装置，或安装有效的消毒装置，可关小回风。如具有混风结构，开启前应关闭系统的混风组件，停止混风模式。

（2）人员密集的场所使用空调通风系统时，应加强室内空气流动。应开窗、开门或开启换风扇等换气装置，或者空调每运行2~3小时自然通风20~30分钟。

（3）对于人员流动较大的商场、写字楼等场所应加强通风换气。每天营业开始前或结束后，空调通风系统应提前运行或延迟关闭1小时。

（4）应加强对空气处理机组和风机盘管等冷凝水、冷却塔冷却水的卫生管理。

（5）应每周对运行的空调通风系统的过滤器、风口、空气处理机组、表冷器、加热（湿）器、冷凝水盘等设备和部件进行清洗、消毒或更换。

（6）应每周检查下水道、空气处理装置、卫生间地漏以及空调机组凝结水排水管等的U型管水封，缺水时及时补水。

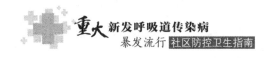

（二）风机盘管加新风系统

1. 开启前准备。

（1）应暂时关闭空调类型、新风来源或供风范围等不清楚的空调通风系统。

（2）应检查过滤器、表冷器、加热（湿）器、风机盘管等设备是否正常运行。对开放式冷却塔、空气处理机组、冷凝水盘等设备和部件进行清洗、消毒或者更换。应对风管内表面和送风卫生质量进行检测，合格后方可运行。

（3）应保证新风直接取自室外，禁止从机房、楼道和天棚吊顶内取风。应保证新风口及其周围环境清洁，新风不被污染。

（4）新风系统应在场所启用前 1 小时开启。

（5）应对新风口和排风口的短路问题或偶发气象条件下的短路隐患进行排查。如短期内无法进行物理位置整改，应关闭空调通风系统。

（6）应保证排风系统正常运行。

（7）对于进深≥14 米的房间，应采取措施保证内部区域的通风换气。如新风量不足，低于 30 立方米/（小时·人）的国家标准要求，应降低人员密度。

（8）寒冷地区冬季开启新风系统之前，应确保机组的防冻保护功能安全可靠。

2. 运行中的管理与维护。

（1）应加强人员流动较大的公共场所的通风换气。每天营业开始前或结束后，应提前开启或推迟关闭空调通风系统 1 小时。

（2）应增加人员密集办公场所的通风换气频次，在空调通风系统使用时，应开窗、开门或开启换风扇等换气装置，或者空调通风系统每运行 2~3 小时自然通风 20~30 分钟。

（3）应加强对空调通风系统冷凝水和冷却水等的卫生管理。

（4）应每周对运行的空调通风系统冷却塔、空气处理机组、送风口、冷凝水盘等设备和部件进行清洗、消毒或更换。

（5）应每周检查下水道、空气处理装置、卫生间地漏 U 型管的水封，及时补水，防止不同楼层空气掺混。

（三）无新风风机盘管系统或多联机系统

1. 开启前准备。

（1）应检查无新风风机盘管系统或多联机系统的独立温控房间，其送风、回风是否具有封闭的风管与表冷器连接，避免从连通吊顶内取回风。

（2）用清水清洗过滤网，有条件时应对空调散热器进行清洗消毒。

2. 运行中的管理与维护。

（1）每日使用空调前，应先打开门窗通风 20~30 分钟，再开启空调，调至最大风量运行至少 5 分钟后关闭门窗。空调关机后，打开门窗通风换气。

（2）长时间使用空调、人员密集的办公场所，空调每运行 2~3 小时应通风换气 20~30 分钟。

（四）分体式空调

1. 开启前准备：停用较长时间后再次使用或发现脏污时用清水清洗空调过滤网，有条件时应对空调散热器进行清洗消毒。

2. 运行中的管理与维护。

（1）每日使用空调前，应先打开门窗通风 20~30 分钟，再

15

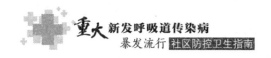

开启空调，调至最大风量运行至少 5 分钟后关闭门窗。空调关机后，打开门窗通风换气。

（2）长时间使用空调、人员密集的办公场所，应空调每运行 2~3 小时通风换气 20~30 分钟。

（五）空调通风系统的停止使用

出现疑似病例、确诊病例或无症状感染者时，应采取以下措施：

1. 立即关停疑似病例、确诊病例或无症状感染者活动区域对应的空调通风系统。

2. 在辖区疾病预防控制机构的指导下，立即对上述区域内的空调通风系统进行清洗消毒，经卫生学检验、评价合格后方可重新启用。

（六）空调通风系统的清洗消毒

清洗消毒应符合《公共场所集中空调通风系统清洗消毒规范》（WS/T 396—2012）的要求。可使用含有效氯 250~500mg/L 的含氯消毒剂或二氧化氯消毒剂进行喷洒、浸泡或擦拭，作用 10~30 分钟。对需要消毒的金属部件建议优先选择季铵盐类消毒剂。

（七）空调通风系统的日常检查

1. 收集空调通风系统基本情况资料，包括通风系统类型、供风区域、设计参数、冷却塔数量、消毒方式等。

2. 检查卫生管理制度和卫生管理档案完整性。

3. 检查新风口是否设置防护网和初效过滤器，是否远离建筑物的排风口、开放式冷却塔和其他污染源。

4. 检查送风口和回风口是否设置防鼠装置，并定期清洗，保持风口表面清洁。

5. 检查机组是否有应急关闭回风和新风的装置、控制空调通风系统分区域运行的装置等，并且能够正常运行。检查空气处理机组、送风管、回风管、新风管、过滤网、过滤器、净化器、风口、表冷器、加热（湿）器、冷凝水盘等是否按要求清洗并保持洁净。

6. 检查空气处理机房内是否清洁、干燥，是否存放无关物品。

7. 查看空调系统冷却水、冷凝水、新风量、送风、风管内表面等卫生质量检测报告。

七、个人防护

（一）个人防护用品的分类

1. 呼吸防护用品。

（1）一次性医用口罩：对颗粒物有一定的过滤效率。适用于普通民众外出、日常办公等非人员密集场所，普通门诊、病房工作的医务人员。

（2）医用外科口罩：对颗粒物有一定的过滤效率，对血液、体液、分泌物等有一定的阻隔作用。适用于人员密集场所，如机场、火车站等公共交通工具、会议室等，以及接触人员较多的警察、服务人员等，保安、快递等从业人员，居家隔离人员及同住人员，需进入医疗机构、人员密集场所的人员，普通门诊、病房工作的医务人员。

（3）N95/KN95 颗粒物防护口罩：对颗粒物的过滤效率≥

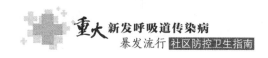
95%，对血液、体液、分泌物等阻隔作用差，抗液体渗透性能较差。适用于接触有可疑相关症状的患者、疑似和确诊重大新发呼吸道传染病患者。

（4）医用防护口罩：对颗粒物的过滤效率≥95%，对血液、体液、分泌物等有较好的阻隔作用，并且具有较好的抗液体渗透性能。适用于接触有可疑相关症状的患者、疑似和确诊重大新发呼吸道传染病患者，接触可能产生喷溅的重大新发呼吸道传染病患者或进行可能产生气溶胶的操作时。

（5）半（全）面罩：可以配备高效滤棉盒和滤毒盒，也可以配备动力送风过滤式呼吸器。除对颗粒物的过滤效率≥99%外，还对有毒气体（如消毒时产生的有害气体）具有很好的防护效果，另外还有防溅性能。适用于隔离病区工作人员、尸体处理工作人员进行近距离操作且可能产生大量气溶胶时，环境清洁消毒工作人员大量使用消毒剂配备消毒溶液时。

2. 面部防护用品：主要包括护目镜和防护面罩（屏），护目镜密闭，防护面罩（屏）佩戴舒适，视野清晰。两者均有较好的防溅性能。适用于近距离接触有可疑相关症状的患者、疑似和确诊呼吸道传染病患者，接触可能产生喷溅的重大新发呼吸道传染病患者或进行可能产生气溶胶的操作时。

3. 躯干部防护用品。

（1）隔离衣：对血液、体液、分泌物等有一定的阻隔作用，能阻止轻微液体渗透，适用于风险区内二线工作人员。环境清洁消毒工作人员、尸体处理工作人员可在防护服外再穿戴隔离衣，标本采集人员、实验室工作人员在特殊条件下也可穿戴隔离衣。

（2）医用防护服：具有良好的防水、抗血液穿透性能。适用于较长时间接触有可疑相关症状的患者、疑似和确诊呼吸道传染病患者，接触可能产生喷溅的呼吸道传染病感染者或进行可能产生气溶胶的操作时。

4. 四肢防护用品。

（1）手套：弹性好，不易破损，手套长度能够包裹袖口。适用于呼吸道传染病临床诊疗、护理、流行病学调查、实验室检验、环境清洁消毒、感染者转运、尸体处理、标本采集、隔离医学观察等。

（2）鞋套：防水、防渗透，不易破损，能包裹脚踝以上。适用于呼吸道传染病临床诊疗、护理、流行病学调查、实验室检验、环境清洁消毒、感染者转运、尸体处理、标本采集、隔离医学观察等。

（二）手卫生

手卫生为进行洗手或手消毒的过程。手部有可见污染物时，在流动水下用吸收液（或肥皂）洗手；手部无可见污染物时，可洗手或用手消毒剂揉搓双手。

1. 哪些情况下需进行手卫生？

（1）清洁操作前，如饮食前、加工制作食品饮料前、触摸口和眼睛前、护理老年人和婴幼儿前等。

（2）污染操作后，如咳嗽、打喷嚏用手捂口鼻后，大小便后，护理患者后，触摸钱币后，接触或处理各种垃圾和污物后等。

（3）手部有明显污染物。

（4）重大新发呼吸道传染病流行期间，触摸门把手、电梯按键等各类高频接触的物体表面后。

（5）穿戴防护用品前应进行手卫生。脱卸防护装备的每一步

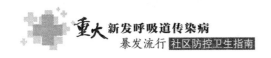

均应进行手卫生，所有防护装备全部脱完后手卫生。

2. 手卫生方法。

（1）洗手：在流动水下，使双手充分淋湿，取适量洗手液（或肥皂）均匀涂抹至整个手掌、手背、手指、指甲缝和指缝，按照"六步洗手法"认真洗手，具体步骤如下：

①掌心相对，手指并拢，相互揉搓。

②手心对手背，沿指缝相互揉搓，交换进行。

③掌心相对，双手交叉指缝相互揉搓。

④弯曲手指使关节在另一手掌心旋转揉搓，交换进行。

⑤右手握住左手大拇指旋转揉搓，交换进行。

⑥将五个手指尖并拢放在另一手掌心旋转揉搓，交换进行。

最后，在流动水下彻底冲净双手，擦干、风干或烘干。

（2）手消毒：取适量手消毒剂于掌心，双手揉搓，使其均匀涂抹至手每个部位，揉搓消毒至干燥。手消毒时首选速干手消毒剂，醇类过敏者可选用季铵盐类等非醇类手消毒剂。

（三）个人防护用品的选择

个人防护用品应根据实际使用需要和所处环境风险不同，依据"充分而不过度"的原则进行选择，即以科学、适宜为准。

1. 普通公众。

（1）在无人员聚集、通风良好的区域不需要佩戴口罩等个人防护用品。

（2）在日常办公等非人员密集场所佩戴一次性医用口罩。

（3）处于人员密集场所或乘坐厢式电梯、公共交通工具等时佩戴医用外科口罩。

（4）具有咳嗽、打喷嚏等感冒症状及与居家隔离、出院康复人员共同生活的人员佩戴医用外科口罩。

2. 重点人群。

（1）重大新发呼吸道传染病疑似病例、确诊病例、无症状感染者、密切接触者等人员，佩戴医用外科口罩或无呼气阀 N95/KN95 颗粒物防护口罩及以上级别的口罩。

（2）某些患心肺系统疾病的患者，在专业医生指导下选择合适的口罩。

3. 重点场所人员。

（1）公共交通司乘人员、出租车司机、环卫工人等人员密集场所的公共场所服务人员及社区和单位进出口的工作人员佩戴医用外科口罩或 N95/KN95 颗粒物防护口罩及以上级别的口罩。

（2）在监狱、福利院、宿舍、教室等相对密闭且人员聚集的场所，佩戴医用外科口罩或 N95/KN95 颗粒物防护口罩及以上级别的口罩。

4. 职业暴露人员。

（1）普通门诊、病房的医务人员：宜穿戴工作服、一次性工作帽、医用外科口罩、一次性手套。必要时，可使用医用防护口罩或 N95/KN95 颗粒物防护口罩及以上级别的口罩。

（2）发热门诊医务人员：宜穿戴工作服、一次性工作帽、一次性手套、防护服、医用防护口罩、防护面屏或护目镜、工作鞋或胶靴、防水靴套等。

（3）隔离病区工作人员：宜穿戴工作服、一次性工作帽、一次性手套、防护服、医用防护口罩、防护面屏或护目镜、工作鞋或胶靴、防水靴套等。进行近距离操作且可能产生大量气溶胶时，使用动力送风过滤式呼吸器。

（4）医学观察场所工作人员：宜穿戴工作服、一次性工作

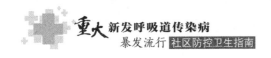

帽、医用外科口罩、一次性手套。必要时，可使用医用防护口罩或 N95/KN95 颗粒物防护口罩及以上级别的口罩。

（5）流行病学调查人员：对疑似病例、确诊病例和无症状感染者及风险区内发热患者进行现场调查时，宜穿戴工作服、一次性工作帽、一次性手套、防护服、医用防护口罩或 N95/KN95 颗粒物防护口罩及以上级别口罩、防护面屏或护目镜、工作鞋或胶靴、防水靴套等。

（6）疑似病例、确诊病例和无症状感染者转运人员：宜穿戴工作服、一次性工作帽、一次性手套、防护服、医用防护口罩、防护面屏或护目镜、工作鞋或胶靴、防水靴套等。

（7）环境清洁消毒工作人员：宜穿戴工作服、一次性工作帽、一次性手套和长袖加厚橡胶手套、防护服、医用防护口罩或 N95/KN95 颗粒物防护口罩及以上级别口罩（也可选择自吸过滤式防颗粒物呼吸器）、防护面屏或护目镜、工作鞋或胶靴、防水靴套、防水围裙或防水隔离衣。使用自吸过滤式防颗粒物呼吸器时，根据消毒剂种类选配尘毒组合的滤毒盒或滤毒罐，做好消毒剂等化学品的防护。

（8）标本采集人员：宜穿戴工作服、一次性工作帽、双层手套、防护服、医用防护口罩或 N95/KN95 颗粒物防护口罩及以上级别口罩、防护面屏、工作鞋或胶靴、防水靴套。必要时，应加穿防水围裙或防水隔离衣。

（9）实验室工作人员：宜穿戴工作服、一次性工作帽、双层手套、防护服、医用防护口罩或 N95/KN95 颗粒物防护口罩及以上级别口罩（也可选择动力送风过滤式呼吸器）、防护面屏或护目镜、工作鞋或胶靴、防水靴套。必要时，可加穿防水围裙或防水隔离衣。

（10）尸体处理工作人员：宜穿戴工作服、一次性工作帽、一次性手套和长袖加厚橡胶手套、防护服、医用防护口罩或 N95/KN95 颗粒物防护口罩及以上级别口罩（也可选择动力送风过滤式呼吸器）、防护面屏、工作鞋或胶靴、防水靴套、防水围裙或防水隔离衣等。

（11）风险区内一线工作人员：宜穿戴工作服、一次性工作帽、一次性手套、防护服、医用防护口罩或 N95/KN95 颗粒物防护口罩及以上级别的口罩、防护面屏或护目镜、工作鞋或胶靴、防水靴套等。

（12）风险区内二线工作人员：宜穿戴工作服、一次性工作帽、一次性手套、防水隔离衣、医用防护口罩、防护面屏。

（四）个人防护用品的穿脱

1. 穿戴顺序。

（1）手卫生，更换个人衣物，穿工作服，去除个人用品如首饰、手表、手机等，穿工作鞋或胶靴，戴一次性工作帽。

（2）戴医用防护口罩或 N95/KN95 颗粒物防护口罩及以上级别口罩，做气密性检查。

（3）戴内层手套（进行易导致手套破损或严重污染的操作时），做气密性检查。

（4）穿防护服，确保防护服袖口覆盖内层手套袖口。

（5）穿防水靴套。

（6）戴防护头罩或防护面屏或护目镜（必要时佩戴）。

（7）穿防水围裙或防水隔离衣（必要时佩戴）。

（8）戴外层手套（覆盖防护服或防水隔离衣袖口），做气密性检查。

（9）监督人员协助检查确认穿戴效果，确保无裸露头发、皮肤和衣物，身体正常活动不影响诊疗等工作。

（10）如接触患者，消毒外层手套。

应有培训合格的人员在场指导或协助，检查全部个人防护用品是否齐备、完好、大小合适。

2. 脱摘顺序。

（1）个人防护用品外层有肉眼可见污染物时应擦拭消毒。

（2）消毒外层手套。

（3）（如穿戴）脱防水围裙（如穿防水隔离衣，先脱外层手套或与隔离衣一起脱下），消毒外层手套。

（4）脱外层手套，消毒内层手套。

（5）摘防护面屏（护目镜），消毒内层手套。

（6）（如穿戴）摘防护头罩，消毒内层手套。

（7）脱防护服，同时脱下防水靴套，消毒内层手套。

（8）脱内层手套，手消毒，更换新的内层手套。

（9）消毒并更换工作鞋或胶靴，消毒内层手套。

（10）摘医用防护口罩或 N95/KN95 颗粒物防护口罩及以上级别口罩和一次性工作帽，消毒内层手套。

（11）脱内层手套，洗手，手消毒；及时佩戴新的医用外科口罩。

（12）换回个人衣物，有条件时淋浴。

指导或协助人员与工作人员一起评估脱摘过程，如可能污染皮肤、黏膜，应及时消毒。

脱个人防护用品时，应有培训合格的人员在场指导或协助，该人员应穿戴个人防护用品（至少包括防护服或隔离衣、口罩、防护面屏或护目镜和手套等），评估个人防护用品污染情况，对照脱摘顺序表，口头提示每个脱摘顺序，协助脱摘用品并及时进行手套消毒。

3. 注意事项。

（1）根据工作现场，划分清洁区、潜在污染区和污染区。开始现场作业前，在清洁区进行防护装备的穿戴。完成现场作业后，离开污染区后、进入清洁区前，进行防护装备的脱摘。

（2）脱摘时应避免接触污染面，尽量使用内层包裹外层，脱摘过程不宜过快，避免污染物扬起。

（3）脱下的护目镜、工作鞋或胶靴等非一次性使用的物品应直接放入盛有消毒剂的容器内浸泡（液面以下）。其余一次性使用的物品应放入双层黄色医疗废物收集袋中作为医疗废物集中处置。

（4）脱摘防护装备的每一步均应进行手消毒，所有防护装备全部脱完后洗手、手消毒。

八、终末消毒

现在存在或曾经存在传染源的区域和传染源可能播散病原体的区域即为疫源地。终末消毒为传染源离开疫源地后，对疫源地进行的一次彻底消毒。终末消毒可以是传染病患者住院、转移或死亡后，对其住所及污染的物品进行的消毒，也可以是医院内传染病患者出院、转院或死亡后，对病室进行的最后一次消毒。

（一）终末消毒工作程序

1. 消毒人员到达患者家后，首先向患者家属做好解释工作。查对门牌号、患者姓名是否符合，了解发病日期、患者居室、活动场所及日常接触使用的物品等情况，并以此确定消毒的对象、

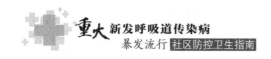

范围和方法。

2. 消毒前应穿戴好工作服、一次性帽子、医用防护口罩、防护服、手套、鞋套、护目镜/防护面屏、防水围裙/隔离衣，备好防护用具，进行现场观察，了解污染情况，划分清洁区和污染区，禁止无关人员进入消毒区内，并按面积或体积、物品量计算所配置的消毒药物量，并注意所用药物有效成分含量，保证配置药物的有效浓度。

3. 必要时在实施消毒前应先由检验人员对不同消毒对象采样，以了解消毒前污染情况。

4. 将需要集中消毒的污染衣物、床单等用品收集在一起进行处理（或放入大帆布袋或一次性塑料袋中送当地消毒站消毒）。

5. 房间消毒前，应先关闭门窗，保护好水源（盖好灶边井、水缸等），取出食物、厨具等。

6. 患者的排泄物、呕吐物、分泌物、残余食物等，以及装前述污物的便器、痰盂、痰杯和用过的日常生活用品（食具、毛巾、抹布、牙刷、毛巾等，以及皮张、兽毛、奶制品）应严格进行消毒。

7. 消毒顺序：应按先外后内、先上后下的原则，先清洁房间内污染严重的场所，依次对门、地面、家具、墙壁等进行喷雾消毒。新发呼吸道传染病还应重点做好空气消毒。

8. 室内消毒完毕后，应对其他污染处，如走廊、楼梯、厕所、下水道口等进行消毒。

9. 将集中在现场消毒的物品，消毒好后交还给患者家属，并告诉患者家属在 60 分钟后再进行清洗处理。

10. 消毒工作完毕后，应将所有的消毒工具进行消毒清洗，然后依次脱下个人防护用品，放入医疗废物袋中带回。消毒人员应彻底清洗双手，消毒，并填好工作记录表。消毒完毕 60 分钟后，检验人员再次对不同消毒对象采样。消毒人员应告诉患者家属在消毒后 1~2 小时彻底通风和擦洗，然后消毒人员撤离。

11. 室外环境或患者居住、工作的污染场所（如工厂、机关、学校等），应根据具体情况决定是否进行追踪消毒。

12. 注意事项。

（1）根据病原体种类、消毒处理的对象、消毒现场的特点不同，选用恰当的消毒剂和合适的消毒方法。消毒药物必须在现场配制。

（2）消毒人员在消毒时不准吸烟、饮水、吃食物、随意走出，并阻止无关人员进入工作场所。

（3）消毒人员应谨慎细心，不得损坏患者家中物品，凡需消毒的物品切勿遗漏。应将已消毒和未消毒物品严格分开堆放，以防反复污染。

（4）用气体熏蒸消毒时，应使房间密闭，达到基本不漏气。要充分暴露需消毒的物品，物品要分散开，相互间要有空隙，以利药物扩散、接触。维持消毒所要求的温度、湿度和时间。食物及不耐腐蚀或怕沾染气味的物品要取出或盖严。用火加热时，应严防火灾。

（二）常见污染对象的消毒

（1）室内空气消毒：空气消毒时，密闭房屋，之后应用 0.5% 过氧乙酸（5000mg/L）、3% 过氧化氢或 500mg/L 二氧化氯消毒剂，按 $20mL/m^3$ 进行气溶胶喷雾，作用 1 小时。人进入前应先开门窗通风处理。

（2）污染物：对患者少量血液、分泌物和呕吐物等污染物可

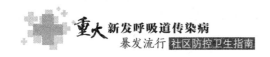

用一次性吸水材料（如纱布、抹布等）蘸取含有效氯5000～10000mg/L的含氯消毒剂（或能达到高水平消毒的消毒湿巾/干巾）小心移除。对患者大量血液、分泌物和呕吐物等污染物应使用含吸水成分的消毒粉或漂白粉完全覆盖，或用一次性吸水材料完全覆盖后用足量的含有效氯5000～10000mg/L的含氯消毒剂浇在吸水材料上，作用30分钟以上（或能达到高水平消毒的消毒干巾），小心移除。清除过程中避免接触污染物，清理的污染物按医疗废物集中处置。患者的排泄物、分泌物、呕吐物等应用专门容器收集。稀薄的排泄物、呕吐物，每2000mL可加漂白粉50g或含有效氯20000mg/L的含氯消毒剂2000mL，搅匀放置2小时（新冠病毒感染者的排泄物、呕吐物，用含有效氯20000mg/L的含氯消毒剂，按物药比例1：2浸泡消毒2小时）；黏稠的排泄物、呕吐物，用含有效氯（溴）50000mg/L的消毒剂溶液2份加于1份排泄物或呕吐物中，混匀后作用2小时。盛装排泄物或呕吐物的容器可用含有效氯（溴）5000mg/L的消毒剂浸泡30分钟，浸泡时，消毒剂要没过容器。被排泄物、呕吐物等污染的地面，用呕吐物应急处置包中的消毒干巾或漂白粉覆盖，作用至说明书规定的时间（漂白粉作用30～60分钟）后清理。

（3）地面、墙壁。有肉眼可见污染物时，应先完全清除污染物再消毒。无肉眼可见污染物时，可用有效氯1000mg/L的含氯消毒剂或500mg/L的二氧化氯消毒剂擦拭或喷洒消毒。不耐腐蚀的地面和墙壁，也可用2000mg/L的季铵盐类消毒剂喷洒或擦拭。

地面消毒先由外向内喷洒一次，喷药量为100～300mL/m²，待室内消毒完毕后，再由内向外重复喷洒一次。消毒作用时间应不少于 30 分钟。

（4）物体表面。床围栏、床头柜、家具、门把手和家居用品等有肉眼可见污染物时，应先完全清除污染物再消毒。无肉眼可见污染物时，用 0.2% ～ 0.5% 过氧乙酸溶液（2000 ～ 5000mg/L），或含有效氯 1000～2000mg/L 的含氯消毒剂，或 500～1000mg/L 的二氧化氯消毒剂，进行喷洒、擦拭或浸泡消毒，不耐腐蚀的物体表面也可用 2000mg/L 的季铵盐类消毒剂进行喷洒、擦拭或浸泡消毒，作用 30 分钟后清水擦拭干净。

（5）衣物、被褥、毛巾等纺织物。在收集纺织物时做好个人防护，动作尽量轻柔，避免产生气溶胶。纺织物上有血液、分泌物和呕吐物等污染物时，建议按医疗废物集中处理。无肉眼可见污染物时，若需重复使用，可用流通蒸汽或煮沸消毒 30 分钟；或用含有效氯 500～1000mg/L 的含氯消毒剂或 1000mg/L 的季铵盐类消毒剂浸泡 30 分钟后，按照常规清洗；或采用水溶性包装袋盛装后，直接投入洗衣机中进行洗涤消毒 30 分钟，保持 500～1000mg/L 的有效氯含量。贵重衣物和不耐湿的纺织品可送至专业的消毒机构，使用环氧乙烷方法进行消毒处理。

（6）餐（饮）具。清除餐（饮）具食物残渣后，煮沸消毒 30 分钟，或使用含有效氯 500mg/L 的含氯消毒剂浸泡 30 分钟，再用清水洗净。

（7）冰箱和冷冻食品。冰箱外表面消毒参照"物体表面"消毒方法；冰箱内壁消毒采用低温消毒剂，或待冰箱内壁温度恢复常温后参照"物体表面"消毒方法。当储存的冷冻食品有明确污染或疑似污染时，建议按医疗废物处理。

（8）手卫生。参与现场工作的所有人员均应加强手卫生措施，可选用速干手消毒剂，或直接用 75% 酒精进行擦拭消毒。

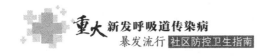

醇类过敏者，可选择季铵盐类等有效的非醇类手消毒剂。特殊情况下，也可使用3％过氧化氢或含有效氯500mg/L的含氯消毒剂等擦拭或浸泡双手，并适当延长消毒作用时间。有肉眼可见污染物时，应先使用洗手液在流动水下洗手，再按照上述方法消毒。

（9）皮肤、黏膜。皮肤被污染物污染时，应立即清除污染物，再用一次性吸水材料蘸取0.5％碘伏或3％过氧化氢擦拭消毒3分钟以上，使用清水清洗干净。黏膜应用大量生理盐水冲洗或0.05％碘伏冲洗消毒。

（10）粪便和污水。具有独立化粪池时，在进入市政排水管网前需进行消毒处理，池内定期投加含氯消毒剂（初次投加，有效氯约40mg/L），确保消毒作用1.5小时后总余氯量达6.5～10.0mg/L。无独立化粪池时，使用专门容器收集排泄物，消毒处理后排放。用含有效氯20000mg/L的含氯消毒剂，按粪药比例1∶2浸泡消毒2小时。若有大量稀释排泄物，应用含有效氯70％～80％漂白粉精干粉，按粪药比例20∶1加药后充分搅匀，消毒2小时。农村旱厕消毒时，旱厕内泥土或木板等表面可采用含有效氯2000mg/L的含氯消毒剂喷洒消毒，喷药量200～300mL/m²。粪坑内粪便可用漂白粉或生石灰覆盖，封闭14天以上。

（11）其他。对于不能用现有消毒方法处理的物品或环境，现场实施过程中要根据污染风险及其特性开展风险评估。评估后确定为存在风险又无法实施消毒的，可通过密闭封存、静置等方式进行妥善处理，消除传播风险，确保环境和物品上不再有病原体的存在。

第三章　重大新发呼吸道传染病社区防控卫生要求

一、重大新发呼吸道传染病早期社区防控卫生要求

(一) 风险区的定义

风险区是指重大新发呼吸道传染病感染者活动过的小区或其他场所，可能已发生人员感染或环境污染等，人员无法移出，存在持续传播风险的区域。

(二) 风险区的划定

一旦发生本土疫情，要根据感染者活动轨迹和疫情传播风险，结合防控专家研判意见，精准划分为高、中、低风险区。感染者居住地，以及活动频繁且疫情传播风险较高的工作地和活动地等区域划分为高风险区。感染者停留和活动一定时间，且可能具有疫情传播风险的工作地和活动地等区域划分为中风险区。中、高风险区所在县（市、区、旗）的其他区域为低风险区。疫情处置过程中，如个别感染者对居住地、工作地、活动地传播风险较低，密切接触者已及时管控，经研判无社区传播风险，可不划定风险区。

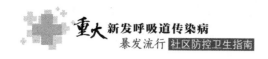

具体做法：

1. 区疫情防控指挥部接到初筛阳性者信息后迅速传递给初筛阳性者所在街道疫情防控指挥部。

2. 街道迅速组织社区、社治、公安、市场监管、卫生等部门联系网格员与物业人员（注意是否为风险人群，做好个人防护），对感染者所在小区进行社区流行病学调查。调查主要包括以下内容。

（1）感染者基本信息：姓名、性别、住址、同住人员情况。

（2）小区分布情况：小区平面图、楼栋分布、进出通道、机动车/非机动车停放点。

（3）感染者进出小区情况（时间、同伴、个人防护、同时空人员）、感染者在小区内的活动情况、感染者在小区周边活动轨迹的平面图。

感染者社区流行病学调查表可见表3-1。

表3-1　感染者社区流行病学调查表

一、基本信息	
姓名（或监护人姓名）：	性别：
出生日期：　　年　　月　　日	职业：
身份证号：	联系电话：
现住址：	
工作单位/学校：	
二、同住人员情况	
1.	
2.	

三、小区分布平面图
四、感染者进出小区情况
五、感染者在小区内的活动情况
六、感染者在小区周边活动轨迹的平面图

3. 防控专家组根据流行病学调查信息，现场查看感染者活动轨迹及小区情况，综合研判，形成专家意见表。

（三）风险区的管理

1. 中、高风险区管理要求。

（1）接到初筛阳性者的信息后，街道迅速组织社治、公安、市场监管、卫生等部门对感染者活动的小区或场所实施临时封控，做好防护劝导居民居家。立即着手做好人员调集、现场指挥部成立、物资（门磁、监控、打围、防疫）准备等工作。打通多部门沟通会商机制，街道、社区要与属地公安、水务、环保、卫生健康、疾控等联防联控相关单位做好沟通协调。

（2）形成风险区划定的专家意见表后，现场疫情指挥部立即

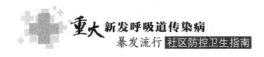

成立,各工作组迅速到位开展工作,防疫物资到位,做好区域警示标识,必要时安装门磁系统和监控,各技术部门指导分区和垃圾、人员转运及采样检测等工作。

(3)现场疫情指挥部组成:统筹街道(乡镇)、社区(村)、公安、卫生健康、疾控、发展改革、商务、工信、住房城乡建设、交通运输、市场监管以及群团组织、下沉党员干部、志愿者等各方面力量开展工作,大规模疫情暴发时需要县(市、区、旗)统筹协调。

①综合协调组。主要负责做好统筹协调工作,做好信息收集报告和发布等工作。

②人员摸排组。主要负责每户居民人员摸排协查,建立居民台账、外溢人员台账,协助建立重点人员台账及特殊人群(如独居老人、未成年人、孕产妇、残疾人、行动不便者、血透患者、精神病患者、慢性病患者等)台账。

③检验检测组。主要负责科学设立采样检测点,组织采样检测,核对检测人员及检测频次。

④健康监测组。主要负责居民健康监测和健康宣教等工作。

⑤医疗保障组。主要负责提供医疗服务、院感指导和心理疏导支持等工作,配合做好外出就医人员转运、风险区院感控制工作。

⑥消毒组。主要负责重点部位、重点区域消毒和终末消毒。

⑦转运组。主要负责初筛阳性者、出现相关症状人员、密切接触者以及外出就医人员转运工作。

⑧后勤保障组。主要负责生活物资供应保障、垃圾分类清运等工作。

⑨安全保卫组。主要负责区域内巡逻、卡口封闭管理、协助

人员摸排协查、采样检测组织等工作。

2. 风险区管理原则：高风险区实施"足不出户、上门服务"。中风险区实施"人不出单元、错峰取物"。临时管控区参照中风险区管理措施，根据疫情风险研判实施相应管控措施。低风险区采取"个人防护、避免聚集"等防范措施。具体管控时间和采样检测频次需根据重大新发呼吸道传染病的潜伏期、排放病原体规律来确定。

3. 风险区管理技术要求。

（1）高风险区。

①区域封闭。高风险区所在小区外围（含底商）应设置独立的物理隔断（隔断高度建议 2.2 米）打围。安排 24 小时巡逻值守，可通过安装监控、门磁系统等加强管理，防止人员外出流动，严格做到足不出户。对因就医等确需外出人员，经社区防控办公室协调安排，实行专人专车，全程做好个人防护，落实闭环管理。高风险区如位于城乡接合部或农村地区，卫生条件不足、管理难度大、存在较高传播风险，可将区域内居民转运至集中隔离场所（如确有必要，每户至多可留 1 人）。居家时做好环境消毒、居室通风等措施。

②宣传引导。通过微信、短信、公众号、小喇叭、一封信等多种方式，及时发布封控信息和相关安排。引导居民落实个人防护、居室通风等要求。密切关注和及时回应居民诉求，共同营造良好的防控氛围。

③人员摸排。通过逐户上门摸排、建立微信群、查看水表电表信息等方式，尽快摸清高风险区内人员底数，及时掌握独居老人、未成年人、孕产妇、残疾人、行动不便者、血透患者、精神病患者、慢性病患者等人员情况。及时掌握尚未转运的应转运隔

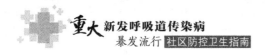

离人员情况，实行专人专管、严格管控，在转运前严格落实足不出户、上门采样、健康监测等防控措施。

④健康监测。对高风险区内所有人员开展健康监测，实施每日零报告制度。每天上、下午各开展一次体温检测和症状问询，了解所有人员购买、使用退热、止咳等药物的情况，并填写健康监测登记表。发现有重大新发呼吸道传染病相关症状的，由健康监测组立即报告并安排上门采样检测。

⑤采样检测。引起重大新发呼吸道传染病的病原体主要有病毒和细菌，病毒有呼吸道合胞病毒、腺病毒、鼻病毒、流感病毒、冠状病毒等；细菌有流感嗜血杆菌、肺炎链球菌、溶血性链球菌等。病毒引起的重大新发呼吸道传染病可通过检测鼻咽拭子或呼吸道分泌物中的病毒核酸、抗原，病毒分离培养，血清特异性 IgM、IgG 抗体检测来诊断；细菌引起的重大新发呼吸道传染病可通过检测呼吸道分泌物细菌 DNA、显微镜细菌学检查、细菌分离培养、血清特异性抗体检测来诊断。

在实施封控后可根据重大新发呼吸道传染病的病原体类型、潜伏期和排放病原体规律采取相应的检测方式和频次。为尽早发现传染源，可在实施封控后的前 3 天连续开展 3 次检测，根据检测方法的灵敏度、特异性和检测效率交替开展检测，后续检测频次可根据检测结果确定等。解除管控前 24 小时内，应完成一次区域内全员检测。开展采样检测时，要合理设置采样检测点并由专业人员评估后启用。科学确定行进路线，加强现场组织管理，实行专人引导、分时分区、固定路线，督促做好个人防护，防止交叉感染。对曾发现感染者的楼宇、院落可先行快速筛查。对尚未转运的风险人员、初筛阳性等待复核人员、行动不便者和高龄老人等特殊人员，应上门采样。

⑥人员转运。高风险区内人员如被判定为密切接触者，尽快转运至集中隔离场所。检测发现阳性者，立即转运至定点医疗机构。相关人员转运前要就地加强管控，转运中要强化转运人员和工作人员的个人防护。

⑦环境消毒和监测。强化重点区域、重点部位消毒，对厢式电梯（楼道）等重点区域和电梯按键、楼梯扶手、单元门把手等人员频繁接触的重点部位进行消毒。对感染者、密切接触者居住、工作、活动等场所，及时开展终末消毒并评估消毒效果。加强消毒人员培训、技术指导和督导评价。

⑧垃圾分类清运。规范设置生活垃圾临时收集点和医疗废物临时收集点。感染者、密切接触者产生的垃圾和工作人员使用过的防护用品等，作为医疗废物处理。其他垃圾可作为其他相关生活垃圾进行处理，统一收集后按照"先消毒，双套袋"要求处理，做到"日产日清"，保持环境清洁卫生。

⑨生活物资和医疗保障。调配力量，明确专门队伍负责居民基本生活物资供应，切实做好需求收集、帮助购买、配送到户等工作。当地疫情防控指挥部门要协调发展改革、商务、公安、交通运输等部门，畅通运输通道，推动保供单位、大型商超与社区的对接，及时配送有关物资。要指定专门医疗机构为高风险区居民提供就医服务，推动建立社区与专门医疗机构的对接机制，为独居老人、未成年人、孕产妇、残疾人、行动不便者、血透患者、精神病患者、慢性病患者等提供就医便利。

⑩心理关爱。组建心理疏导团队，提供心理援助专线，及时对居民开展健康指导、心理疏导、情绪安抚。

（2）中风险区。

①区域封闭。中风险区所在小区外围（含底商）应设置独立

的物理隔断（隔断高度建议 2.2 米）打围。原则上居家，在严格落实个人防护的前提下，每天每户可安排 1 人，按照"分时有序、分区限流"方式，至指定区域购买或无接触式领取网购物品。对因就医等确需外出的人员，由社区防控办公室出具证明并做好审核登记。所有出入人员落实查证、验码、测温、登记。居家时做好环境消毒、居室通风等措施。

②健康监测。对中风险区内所有人员开展健康监测，实施每日零报告制度。及时了解所有人员购买、使用退热、止咳等药物的情况。发现有重大新发呼吸道传染病相关症状的，由健康监测组立即报告并安排上门采样检测。

③采样检测。在实施封控后可根据重大新发呼吸道传染病的病原体类型、潜伏期和排放病原体规律实施相应的检测方式和频次。为尽早发现传染源，可在实施封控后的前 3 天连续开展 3 次检测，根据检测方法的灵敏度、特异性和检测效率交替开展检测，后续检测频次可根据检测结果确定等。解除管控前 24 小时内，应完成一次区域内全员检测。组织筛查时，应就近就便网格化设置采样检测点，组织居民有序下楼、分时分区、固定路线，督促做好个人防护，防止交叉感染。

④人员协查管控。当地协查专班要综合公共卫生、公安、工信、交通运输等部门的相关信息，及时推送协查人员信息至相关社区，社区收到风险人员协查信息后，应于 24 小时内完成风险人员排查，并配合做好人员管理、健康监测、采样检测、人员转运等工作。对无法排查的人员要及时反馈相关情况，形成协查信息闭环。

⑤清洁消毒。原则上以清洁为主、消毒为辅，重点做好家庭、社区、楼宇等环境卫生工作。对厢式电梯（楼道）和电梯按

键、楼梯扶手、单元门把手等人员频繁接触部位开展消毒,对感染者、密切接触者工作、活动等场所及时开展终末消毒。加强消毒人员培训、技术指导和督导评价。

⑥垃圾分类清运。规范设置生活垃圾临时收集点和医疗废物临时收集点,做到分类转运、分类处置、"日产日清",保持环境清洁卫生。感染者、密切接触者产生的垃圾和工作人员使用过的防护用品等,参照医疗废物处理。

⑦生活物资和医疗保障。设置便民服务点,通过预约、错峰等方式引导居民有序采购生活物资,切实避免人群聚集。倡导居民网上购物,提倡无接触配送。为行动不便者、独居老人、残疾人等人群,提供基本生活物资上门服务。当地疫情防控指挥部门要指定专门医疗机构为中风险区人员提供就医服务,推动建立社区与专门医疗机构的对接机制,为独居老人、未成年人、孕产妇、残疾人、行动不便者、血透患者、精神病患者、慢性病患者等提供就医便利。

宣传引导、人员摸排、人员转运相关内容参考高风险区。

4. 工作人员管理要求。在中、高风险区内工作的人员为一线工作人员,在中、高风险区外工作的人员为二线工作人员。一线工作人员分为入楼一线工作人员和楼外一线工作人员。

(1)人员组成:由外派物业人员、群团组织、下沉党员干部、志愿者等组成,原小区内人员(封控在内的居民、原物业人员、访客等)不能从事中、高风险区和临时管控区的任何线下管理和服务工作,可从事线上工作。

(2)对工作人员开展上岗前培训,掌握重大新发呼吸道传染病防控知识、个人防护技能,明确工作要求。一线、二线工作人员互不交叉。

（3）居住要求：一线工作人员实行"闭环管理"，在一脱区、二脱区脱下防护用品后，经一线工作人员专用通道上车，由专车接送至酒店单人单间居住，闭环期间提供上门服务。二线工作人员实行"两点一线"管理。

一线工作人员不得住在居民楼内的房间、架空层、地下室和小区内通风不良的狭窄区域，不得共用居民楼中卫生间。一线工作人员也可以居住在小区内，住在小区内的条件为：一是独立建筑（如宾馆、物业中心或居民活动中心等），清空原工作人员、消毒清洁后居住休息；二是小区内空旷、通风良好且与工作区不交叉的区域搭帐篷、行军床、集装箱等，配备移动厕所、淋浴房居住。

（4）个人防护：参与采样检测、垃圾收集、消毒处置及进入楼栋的工作人员需着二级防护（N95/KN95 颗粒物防护口罩及以上级别的口罩、一次性工作帽、双层手套、防护服、面屏），其余人员规范佩戴 N95/KN95 颗粒物防护口罩及以上级别的口罩、一次性工作帽、一次性手套、隔离衣、面屏。二线工作人员建议规范佩戴 N95/KN95 颗粒物防护口罩及以上级别的口罩、一次性工作帽、一次性手套、隔离衣。

（5）工作人员按要求开展采样检测及健康监测。

5. 分区与通道。划定中、高风险区后，原则上需设立"三区两通道"。

（1）三区即清洁区、缓冲区和风险区。

①清洁区即二线工作人员的生活及工作区域，为重大新发呼吸道传染病防控现场临时指挥部，供各工作组办公及作为快递、外卖等生活物资临时中转点。

②缓冲区设立在风险区和清洁区之间且在风险区围挡外部，

有物理隔断设施，包括相对独立的防护服脱卸区、物资供应区。

③风险区即一线工作人员生活及工作区域，该区域应设立相对独立的防护服脱卸区、物资保障区、休息区和生活区。风险区内若只存在单独的风险区类型（如仅有高风险区或仅有中风险区），该区域内工作人员即为一线工作人员，人员应实现定人定岗；风险区内若存在两种类型的风险区（即包括高风险区和中风险区），风险区内就需设立中风险一线工作人员和高风险一线工作人员，两类工作人员原则上不交叉，且高风险区需设置围挡与中风险区分隔开，中风险区一线工作人员可充当高风险区二线人员的角色，参与由缓冲区进入高风险区围挡外侧传递物资等工作。

（2）两通道即清洁通道和污染通道。原则上所有风险区需设立相对独立的清洁通道和污染通道，包括人员和物资进出的通道。若只有一个物理通道的情况，需对此通道设置物理隔断，从而实现洁污分区。当风险区存在两个及以上的物理通道时，利用原有通道设立清洁通道和污染通道。其中，进入风险区的物资和工作人员可从清洁通道进入；风险区内完成工作的工作人员、隔离人员和垃圾可从污染通道转出。当具备两个以上污染通道时，可将人员和垃圾出口分开，尽量降低污染风险。

6. 重点人员及管理：风险区内的重点人员包括区域内的居民，一、二线工作人员，感染者，密切接触者，密切接触者中的特殊人群等人群。风险区域内的居民和一、二线工作人员管理按照上述中、高风险区管理和工作人员管理执行。感染者需要转运至定点医疗机构或方舱医院进行隔离治疗，密切接触者需要转运至隔离场所隔离观察，密切接触者中的特殊人群需要居家隔离观察，可分类按照以下方式进行管理。

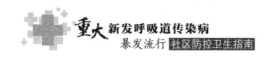

（1）感染者。

①一线工作人员接到转运指令后，佩戴好个人防护用品后立即前往感染者家中，告知感染者采样检测阳性结果和转运目的地、注意事项等，指导感染者做好个人防护。

②感染者收集好生活必需用品，规范佩戴医用防护口罩、一次性手套后，由一线工作人员陪护送到门口缓冲区，与二线工作人员联系做好交接后，由二线工作人员将感染者送到转运人员处。

③转运使用的救护车需具备转运重大新发呼吸道传染病感染者基本条件，尽可能使用负压救护车进行转运。驾驶室与车厢严格密封隔离，车内设专门的污染物品放置区域，配备防护用品、消毒剂、医疗垃圾袋等。转运时应保持密闭状态，转运后及时对车辆进行终末消毒，开窗通风，使用过氧化氢喷雾或含氯消毒剂擦拭消毒车厢及其物体表面。转运重症感染者时，应随车配备必要的生命支持设备，防止感染者在转运过程中病情进一步恶化。转运使用的救护车需从污染通道进出。

④转运感染者时车上医务人员应穿防护服、戴双层手套、一次性工作帽、医用防护口罩、防护面屏或护目镜；司机应穿工作服、戴医用防护口罩、一次性手套。转运后须及时更换全套防护物品。

⑤在风险区内或转运的救护车中，若出现感染者呕吐、吐痰，应立即用一次性吸水材料加足量消毒剂或消毒干巾对呕吐物、痰液进行覆盖，清除呕吐物、痰液后，再对呕吐物、痰液污染过的地面、车壁等进行消毒处理。

（2）密切接触者。

①一线工作人员接到转运指令后，佩戴好个人防护用品后立

即前往密切接触者家中，告知其情况和转运目的地、注意事项等，指导其做好个人防护。对于因为特殊原因需进行居家隔离医学观察的人员，要及时向相关人员反馈，组织做好居家隔离医学观察。

②密切接触者收集好生活必需用品，规范佩戴 N95/KN95 颗粒物防护口罩及以上级别的口罩和一次性手套，由一线工作人员陪护送到门口缓冲区，与二线工作人员联系做好交接后，由二线工作人员将感染者送到转运人员处。

③转运工作人员根据转运清单清点核对上车人数，做好个人防护和车辆通风。转运时控制同车人员数量，尽量间隔就座，做好个人防护，规范佩戴 N95/KN95 颗粒物防护口罩及以上级别的口罩和一次性手套，减少相互交流。密切接触者不能与感染者用同一车辆进行转运。转运车辆由污染通道进出。转运结束后对车辆进行终末消毒，开窗通风，使用过氧化氢喷雾或含氯消毒剂擦拭消毒车厢及其物体表面。

④转运密切接触者时车上工作人员应穿防护服，戴双层手套、一次性工作帽、N95/KN95 颗粒物防护口罩及以上级别的口罩；司机应穿工作服，戴 N95/KN95 颗粒物防护口罩及以上级别的口罩、一次性手套。转运后须及时更换全套防护物品。

⑤在风险区内或转运车辆中，若出现密切接触者呕吐、吐痰，应立即用一次性吸水材料加足量消毒剂或消毒干巾对呕吐物、痰液进行覆盖，清除呕吐物、痰液后，再对呕吐物、痰液污染过的地面、车壁等进行消毒处理。

（3）密切接触者中的特殊人群，此处特指居家隔离医学观察人员。

①登记造册。工作人员要及时与居家隔离医学观察人员取得

联系，掌握居家隔离医学观察人员信息。一线工作人员上门查看居住场所是否满足居家隔离医学观察条件，下发居家隔离医学观察告知书，告知居家隔离医学观察相关要求，并按照"一户一档"或"一人一档"要求登记造册，纳入规范化管理。摸清孕产妇、血透患者、独居老人等特殊人群情况，建立台账，做好必要的生活保障和关爱服务。

②监测信息收集。工作人员每日早、晚各一次定期询问和收集居家隔离医学观察人员的体温、症状等信息，如发现有重大新发呼吸道传染病相关症状人员，立即报告，并由专人联系 120 负压急救车依就近原则送往发热门诊或定点医疗机构就医。

③采样检测。居家隔离医学观察期间的采样检测由一线工作人员上门采集，并及时推送采样检测结果。

④环境清洁与垃圾处理。每天对居家隔离医学观察人员居住楼层走道、楼梯等场所进行一次消毒，至少清理一次垃圾，必要时及时清理。

⑤禁止外出。居家隔离医学观察期间不得外出，拒绝一切探访。对因就医等确需外出人员，经所在风险区医疗转运组负责人审核，安排专人专车，全程做好个人防护，落实闭环管理。

⑥个人防护。非单独居住者，其日常生活、用餐尽量限制在房间内，同位人员尽量不进入房间。隔离房间内活动可不戴口罩，离开房间时要规范佩戴医用外科口罩或 N95/KN95 颗粒物防护口罩及以上级别口罩。尽量减少与同住成员接触，必须接触时保持 1 米以上距离，规范佩戴医用外科口罩或 N95/KN95 颗粒物防护口罩及以上级别口罩。

⑦住家卫生防疫。保持家居通风，每天尽量开门窗通风，不能自然通风的用排气扇等机械通风。做好卫生间、浴室等共享区

域的通风。饭前便后、戴口罩前后，均应当洗手或手消毒。擦手时，最好使用一次性擦手纸。讲究咳嗽礼仪，咳嗽或打喷嚏时用纸巾遮盖口鼻或用手肘内侧遮挡口鼻，将用过的纸巾丢至垃圾桶，如接触呼吸道分泌物需立即洗手或手消毒。不与同住成员共用生活用品，餐具使用后应当清洗和消毒。餐具首选煮沸消毒15分钟，也可用含有效氯 250～500mg/L 的含氯消毒剂浸泡 15分钟后再用清水洗净。台面、门把手、电话机、开关、热水壶、洗手盆、坐便器等日常可能接触使用的物品表面，用含有效氯 250～500mg/L 的含氯消毒剂擦拭，再用清水洗净，每天至少一次。每天用含有效氯 250～500mg/L 的含氯消毒剂进行湿式拖地。居家隔离医学观察人员的毛巾、衣物、被罩等需清洗时，要单独放置，用含有效氯 250～500mg/L 的含氯消毒剂浸泡30分钟，或采用煮沸 15分钟消毒后用清水漂洗干净。如家庭共用卫生间，居家隔离医学观察人员每次如厕后所应当消毒一次。若居家隔离医学观察人员使用单独卫生间，厕所可每天消毒一次。便池及周边可用含有效氯 2000mg/L 的含氯消毒剂擦拭消毒，作用30 分钟。厕所门把手、水龙头等手经常接触的物品表面，可用含有效氯 500mg/L 的含氯消毒剂或其他可用于表面消毒的消毒剂擦拭消毒，作用 30 分钟后清水擦净。

⑧有基础疾病的人员和老年人不能作为儿童、孕产妇、半自理及无自理能力等人员的陪护人员。共同居住者或陪护人员一并遵守居家隔离医学观察管理要求。

7. 物资转移和配送：根据高风险区"足不出户、上门服务"、中风险区"足不出区、错峰取物"的原则来指导物资转移和配送。具体来说，生活必需品、快递、外卖等物资由工作人员或快递外卖人员放置在清洁通道上的置物架中，然后由清洁通道内的工作人员转移至缓冲区口的置物架中，再由二线工作人员将物资转移至各楼栋门口的置物架中。高风险区内的一线工作人员将物资配送至高风险区内各户门口，居民佩戴好口罩后打开房门拿取物资。中风险区内的居民佩戴好口罩错峰下楼拿取物资，其间不得与其他居民接触聚集。

8. 垃圾收集转运：中、高风险区内的垃圾分为以下几类：高风险区内居民生活垃圾；中风险区内居民生活垃圾；中、高风险区内感染者、密切接触者产生的垃圾；中、高风险区工作人员产生的垃圾，包括使用后的个人防护用品。

（1）高风险区内居民在屋内将生活垃圾装入塑料袋，并扎紧塑料袋口，戴好口罩后打开房门，将塑料袋放在门口。高风险区内一线工作人员每日上门将装有垃圾的塑料袋收集带走，放入风险区内的生活垃圾暂存间，并与其他生活垃圾分开存放。

（2）中风险区内居民在屋内将生活垃圾装入塑料袋，并扎紧塑料袋口，戴好口罩后打开房门，将塑料袋放入楼栋单元门口的带盖垃圾桶中。中风险区内一线工作人员每日定时将垃圾桶的垃圾转运至风险区内的生活垃圾暂存间，垃圾较多时每日可增加转运频次。

（3）中、高风险区内感染者、密切接触者在居家隔离医学观察期间产生的垃圾应作为医疗废物处理，在屋内将垃圾装入黄色塑料袋中，清理前用含有效氯 $500\sim1000\text{mg/L}$ 的含氯消毒剂或 75% 乙醇喷洒消毒至完全湿润，然后扎紧袋口，再放入一层黄色塑料袋中扎紧袋口，戴好口罩后打开房门，将塑料袋放在门口。中高风险区内一线工作人员每日上门将黄色塑料袋收集走，转运至风险区内的医疗废物暂存间存放。

（4）中、高风险区内的工作人员的个人防护用品、采样物品等作为医疗废物处理，装入黄色塑料袋中，用含有效氯 500～1000mg/L 的含氯消毒剂或 75%乙醇喷洒消毒至完全湿润，然后扎紧黄色塑料袋口，再放入一层黄色塑料袋中扎紧袋口，最后放入黄色带盖垃圾桶中，转运至风险区内医疗废物暂存间存放。中高风险区内工作人员的其他垃圾装入塑料袋，并扎紧塑料袋口，转运至风险区生活垃圾暂存间。

（5）风险区内的生活垃圾暂存间、医疗废物暂存间应及时清理，避免垃圾过多堆放，医疗废物转运处理应由有相应资质的公司来完成，生活垃圾转运由环卫公司完成。医疗废物和生活垃圾转运应分时段进行，转运车辆由污染通道进出，转运后应立即用含有效氯 500～1000mg/L 的含氯消毒剂对污染通道进行喷洒消毒。

9. 终末消毒和预防性消毒。

（1）终末消毒：感染者转移后，对其居住或活动过及其他可能受到污染的场所应进行终末消毒，确保终末消毒后的场所不再有病原体的存在。

①居住场所。在感染者转移后，应对其居住场所进行终末消毒，重点对其接触的环境和物体表面进行消毒，如卧室、卫生间、餐厅、厨房、客厅的环境和物品。具体包括室内空气，地面、墙壁等环境表面，桌、椅等家具表面，玩具，电器（特别是冰箱及其冷冻食品），开关、门把手等高频接触部位，使用的餐（饮）具、衣物、被褥等生活用品等。

入户前，应与感染者（或其家属）充分沟通，获得理解和同意，了解家中环境和物品的具体情况，了解感染者在家中的活动轨迹，确定污染范围，根据环境风险和物品特性开展评估。对于评估为风险大且可以进行消毒处理的环境和物品，应选择正确的消毒方法，严格按照终末消毒方案处理。对于评估为风险大但不能消毒的环境和物品，可采用密闭封存或静置等方式，确保达到无害化。

②农村和城中村。农村地区和城中村具有环境复杂、人员组成复杂、环境卫生状况相对较差、物品种类繁多等特点，感染者离开后对其进行终末消毒前，应充分了解当地人员和环境情况，针对当地实际情况制订终末消毒方案，确定消毒范围和消毒对象，尤其做好家畜、家禽处理及灭蝇、灭鼠等工作。

终末消毒时，需重点关注感染者的起居房间、厨房、浴室、厕所（尤其是旱厕）环境及使用物品，以及垃圾堆、污水沟等的消毒处理。

③消毒流程。消毒前应按规定要求穿戴好个人防护用品，禁止无关人员进入消毒区域内，并按面积或体积、物品多少计算所需配置的消毒药物量，并注意所用消毒剂的有效成分含量，保证配置消毒剂的有效浓度。必要时在实施消毒前应先由采样人员对不同消毒对象采集样品，以了解消毒前污染情况。房间消毒前，应先关闭门窗，保护好水源（盖好灶边井、水缸等），取出食物、厨具等。消毒顺序应按照先外后内、先上后下，先清洁房间，后清洁污染严重的场所，依次对门、地面、家具、墙壁等进行喷雾消毒。室内消毒完毕后，应对其他污染处，如走廊、楼梯、厕所、下水道口等进行消毒。消毒工作完成后，应将所有的消毒工具进行消毒，然后依次脱下个人防护用品，装入黄色塑料袋中带回。最后消毒人员应彻底清洗双手，消毒，并填好工作记录表；必要时消毒完毕60分钟后，采样人员再次采样。消毒人员应告诉患者家属在消毒后1~2小时，彻底通风和擦拭，然后消毒人员撤离。

④常见污染对象的消毒方法：参照本书第二章相关内容。

（2）预防性消毒：在没有明确的传染源存在时，对可能受到病原体污染的场所和物品所进行的消毒。

①基本原则。家庭以日常清洁为主，预防性消毒为辅。不对室外环境开展大规模消毒或空气消毒，不直接使用消毒剂对人进行消毒，不得在有人的情况下使用化学消毒剂对空气进行消毒，不使用高浓度消毒剂做预防性消毒。严格遵循消毒产品说明书使用，严禁超范围使用。

②家庭日常清洁和预防性消毒。日常情况下，家庭无需进行消毒，每日做好居家环境的清洁卫生和自然通风，衣物、被褥需经常清洗、晾晒。如确需预防性消毒，遵照以下方法：

A. 室内空气。室内空气以通风换气为主，无需进行化学消毒剂喷雾消毒。可采取排风（包括自然通风和机械排风）措施，保持室内空气流通，每日通风 2~3 次，每次不少于 30 分钟。

B. 物体表面。桌椅、床（炕）、洗脸池、家具等一般物体表面，用含有效氯 250~500mg/L 的含氯消毒剂或 50~250mg/L 二氧化氯擦拭或喷洒消毒，作用 30 分钟后用清水擦拭干净，或用有效的消毒湿巾进行擦拭消毒。

C. 餐（饮）具。餐（饮）具清除食物残渣、清洗后，煮沸或流通蒸汽消毒 15~30 分钟，或采用热力消毒柜等消毒方式；也可用含有效氯 250~500mg/L 的含氯消毒剂，浸泡消毒 30 分钟后，再用清水将残留消毒剂冲净。

D. 小件物品（手机、体温计、玩具）。可用 1% 过氧化氢湿巾，75% 酒精或含有效氯 100~250mg/L 的含氯消毒剂擦拭消毒，10 分钟后再用清水抹布去除残留。

E. 卫生洁具。洗手池、马桶等卫生洁具可用含有效氯 500~1000mg/L 的含氯消毒剂、250~500mg/L 二氧化氯或其他有效的消毒剂擦拭或喷洒消毒，作用 30 分钟后清水清洁去残留。

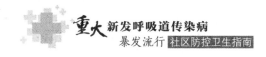

F. 地面墙壁。用含有效氯 500mg/L 的含氯消毒剂或250mg/L二氧化氯擦拭或喷洒消毒，作用 30 分钟；或用有效的消毒湿巾进行擦拭消毒。

G. 纺织品。衣物、被褥、毛巾等纺织品可用煮沸消毒 30分钟，或先用含有效氯 500mg/L 的含氯消毒剂浸泡 30 分钟，然后常规清洗。

H. 手卫生。勤洗手，在流动水下用洗手液或肥皂洗手，必要时可用消毒湿巾、速干手消毒剂进行消毒。

③风险区内公共场所的预防性消毒：重点对风险区内核酸采样点、防疫物资保障场所（点）、垃圾储存点、快递集散点等区域环境开展预防性消毒，垃圾和污水严格按照规范要求处理。成片老旧小区如环境卫生较差，开展消毒时可适当提高消毒剂浓度，以保证消毒效果。

A. 物体表面。用含有效氯 500mg/L 的含氯消毒剂或250mg/L二氧化氯擦拭或喷洒消毒，作用 30 分钟。不耐腐蚀的物体表面也可用 1000mg/L 的季铵盐类消毒剂进行喷洒、擦拭或浸泡消毒，或用有效的消毒湿巾进行擦拭消毒，每日 2~3 次。

B. 垃圾桶、垃圾存储点。做好垃圾分类管理，及时收集并清运。加强垃圾桶等垃圾盛装容器的清洁，可定期对垃圾桶、垃圾暂存点进行消毒处理。可用含有效氯 500~1000mg/L 的含氯消毒剂擦拭或喷洒消毒，作用 30 分钟，每日 2~3 次。

C. 楼梯扶手、门把手。用含有效氯 500mg/L 的含氯消毒剂或250mg/L 二氧化氯擦拭或喷洒消毒，作用 30 分钟，每日2~3次。

D. 电梯按钮。首先应在电梯按钮上敷设保护膜，防止消毒剂的腐蚀。其次用含有效氯 500mg/L 的含氯消毒剂或250mg/L

二氧化氯擦拭或喷洒消毒，作用 30 分钟。每日 2~3 次。

其余可参照家庭日常清洁和预防性消毒。

10．采样检测。

（1）高风险区一线工作人员，穿戴好防护用品，准备好采样物资，两人一组，上门对高风险区内居民采样，分户采集，单人单管，严禁同一楼层居民在采样时聚集。同时根据前期摸底名单，逐一清点，防止漏采。

（2）中风险区一线工作人员，穿戴好防护用品，准备好采样物资，可在中风险区内空旷、通风好的区域，设置采样台，分时段通知各楼栋居民规范佩戴 N95/KN95 颗粒物防护口罩及以上级别的口罩下楼采样，采样现场严格"一米线"距离，严禁人员近距离交谈。采样后有序返回住处，严禁人员聚集。采样结束后，采样人员根据摸底名单，逐一清点，防止漏采。

（四）风险区解除

1．风险区解除流程：风险区点长汇总各管理组别的资料，初步审核符合风险区解封标准的，将相关资料报送给街道。街道邀请防控专家现场查看风险区管理情况以及审核资料，资料审核合格后，防控专家出具《解除风险区管控专家评估表》（表 3－2)，届时风险区方可解封。风险区解封后逐级上报，审批解封。

2．风险区解除标准：中、高风险区和临时管控区各项措施落实到位（人员排查管控到位、疫点完成终末消毒、环境采样检测评估合格等），高风险区、中风险区、临时管控区连续规范管理相应天数（具体管控天数根据新发呼吸道传染病的潜伏期、传染期等来确定），区域内无新增感染者，解除前 24 小时全员完成一轮采样检测结果均为阴性，经防控专家组评估，即可降为低风

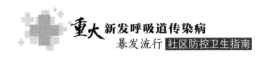

险区。所有高、中风险区解除后，县（市、区、旗）全域实施常态化防控措施。

表3-2　解除风险区管控专家评估表

受某疫情防控指挥部专业疫情防控组和某区疫情防控指挥部邀请，××××年××月××日，防控专家组通过听取汇报、查阅资料、现场提问等方式，开展解除风险区管控的评估，评估意见如下：

一、风险区

某区某街道某小区某栋。××××年××月××日实施高风险区管理，××××年××月××日实施中风险区管理。

二、防控工作开展情况

（一）××××年××月××日报告×例感染者（末例感染者住在×栋，移出时间为××月××日），住在某小区，××月××日对该区域实施封控管理，××月××日末例感染者移出后×栋中风险区提级高风险区，该区域内连续×天无新增感染者。

（二）×例感染者已转入公共卫生临床医疗中心隔离治疗，涉及密切接触者×例，均纳入规范管理。

（三）某小区某栋风险区×例已于第×、×、×、×、×天完成×轮采样检测，结果均为阴性；××月××日风险区×例完成一轮采样检测，结果均为阴性。高风险区×名工作人员每日采样检测结果均为阴性。

（四）某街道制定风险区疫情防控工作方案，落实各项防控措施。收集人员本底资料，建立重点人群工作台账，每日实施健康监测、垃圾分类收集转运，各项措施落实并有相关记录。

（五）对感染者家居室及活动区域物品、环境、空气、空调等进行终末消毒，共计面积×万平方米、空气约×万立方米、空调×台（次）；于××月××日、××日采集消毒前环境样本×份进行采样检测，阳性样本×份，××月××日、××日、××日采集消毒后环境样本（含消毒前阳性样本采样点）共计×份进行检测，结果均为阴性。

三、专家意见

综上所述，防控专家组一致认为某区某小区（某街道）已移除感染者，区域内连续10天无新增感染者，检测阴性；××月××日，区域内所有人员完成一轮采样检测，均为阴性；开展终末消毒，环境彻底清洁，环境、空调采样检测阴性，各项防控措施已落实，达到解除标准。建议于××××年××月××日某区某小区（某街道）解除风险区管控措施。解除风险区管控后，按照×区低风险区管理要求继续做好疫情防控工作。高风险区工作人员工作结束后进行不少于×天的居家健康监测。

如果本区无中、高风险区，最后一句改为：

建议于××××年××月××日某区某小区（某街道）解除风险区管控措施。某区低风险区同时解除。解除风险区管控后，某区继续做好常态化疫情防控工作。高风险区工作人员工作结束后进行不少于×天的居家健康监测。

专家签字：

评估日期：

（五）风险区的管理流程（图 3-1）

1. 风险区划定的信息收集和传递：风险区由市区两级防控专家结合病例流调信息及现场勘察情况划定。应有专人负责收集初筛阳性者 30 分钟核心信息，甄别是否需要划定新的风险区。若需要则通知现场卫生处置专家，按照 30 分钟核心信息上的地址迅速到达现场，同时通知属地街道、社区工作人员组织网格员、物业人员到现场，通过现场问询、查看监控视频等方式摸清感染者在小区活动的轨迹，个人防护情况，进出通行的大门、感染者停车位、感染者基本情况（住家位置、家庭人口数等），根据以上信息研判小区内及周边小区、社区或街道内的风险大小，划定风险区范围后，及时落实风险区管理。风险区划定后由区疫情防控组撰写《××疫情风险区管控的专家评估意见》，市级防控专家审核同意后报区疫情防控指挥部，区疫情防控指挥部上报市疫情防控指挥部。

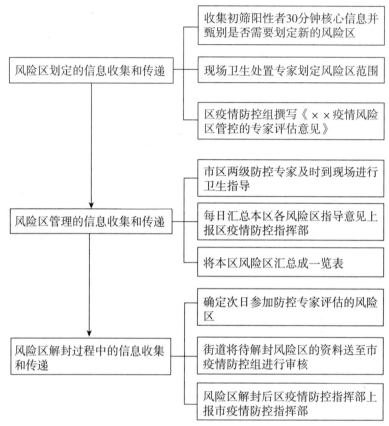

图3-1 风险区的管理流程

2. 风险区管理的信息收集和传递：在风险区划定后，市区两级防控专家及时到现场进行卫生指导，包括消毒、个人防护、污水处理、垃圾处理等相关方面，形成指导意见书交风险区点长。社区防控专家与风险区负责人可互留电话，以便及时沟通及进行线上指导。并且每日汇总本区各风险区指导意见上报区疫情防控指挥部，区疫情防控指挥部将整改意见反馈给相关街道和部门。

将本区风险区汇总成一览表，列出管控时间、最后一例感染者移除时间、降级时间、解封时间、专家评估时间等，新增风险区、提级管理风险区、降级风险区可用不同颜色标注，方便查阅最新情况。

3. 风险区解封过程中的信息收集和传递：以"风险区解封计划"表格为基础，每日汇总次日拟解封评估的风险区与各区县核对，确定次日参加防控专家评估的风险区。由街道将待解封风险区的资料送至防控专家组，资料审核合格后方可解封。风险区解封后由区疫情防控指挥部上报市疫情防控指挥部。

二、重大新发呼吸道传染病中期社区防控卫生要求

（一）重大新发呼吸道传染病中期传播特点

重大新发呼吸道传染病在流行一定时间后，随着病毒变异以及人群免疫屏障的建立，病毒的潜伏期可能逐渐缩短、致病力减弱，感染人群出现重症和死亡的风险降低。

（二）风险区的划定

重大新发呼吸道传染病早期会划定高、中、低风险区，但随着时间推移，重大新发呼吸道传染病中期传播特点发生变化，中风险区划定后，会导致大量人员被管控，出行和流动受到限制，同时会消耗大量基层工作人力。为了进一步提升防控的科学性、精准性，最大限度保护人民生命安全和身体健康，减少疫情对经济社会发展的影响，可以取消中风险区划定，只划定高风险区，且通过流调精准判定风险区域，按楼栋、单元、楼层、住户划定

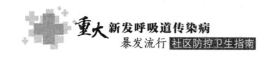

高风险区，不得随意扩大到小区、社区和街道（乡镇）等，进一步减少封控人员数量，同时可以缩短高风险区的封控时间。其他具体做法参照本章前述"重大新发呼吸道传染病早期社区防控卫生要求"相关内容。

（三）风险区的管理

参照本章前述"重大新发呼吸道传染病早期社区防控卫生要求"相关内容。

（四）风险区的解除

风险区的解除流程参照本章前述"重大新发呼吸道传染病早期社区防控卫生要求"相关内容。解除标准为：高风险区各项措施落实到位（人员排查管控到位、疫点完成终末消毒、环境采样检测评估合格等），高风险区连续规范管理相应天数（具体根据重大新发呼吸道传染病中期传播特点来确定），区域内无新增感染者，解除前 24 小时全员完成一轮采样检测，结果均为阴性，经防控专家组评估，即可降为低风险区。所有高风险区解除后，县（市、区、旗）全域实施常态化防控措施。

（五）风险区的管理流程

参照本章前述"重大新发呼吸道传染病早期社区防控卫生要求"相关内容。

三、重大新发呼吸道传染病后期社区防控卫生要求

重大新发呼吸道传染病后期，随着病毒变异以及人群免疫屏障的完善，病毒的传染性可能进一步增强，致病力持续减弱，感

染人群出现重症和死亡的风险持续降低。此时若疾病大范围社区传播，无症状或症状轻微的感染者众多，按照呼吸道传染病早、中期的社区防控要求，已无社会可行性，需要倡导感染者和同住人员居家并做好自我健康管理。

（一）感染者的居家管理

1. 居家管理要求。

（1）适用对象：能够实行居家管理的感染者包括未合并严重基础疾病的无症状或症状轻微的感染者；基础疾病处于稳定期，无严重心、肝、肺、肾、脑等重要脏器功能不全而需要住院治疗情况的感染者。

（2）居家环境要求。

①在条件允许情况下，感染者尽可能在相对独立的房间居住，使用单独卫生间。

②家庭应当配备足够的体温计（感染者专用）、纸巾、口罩、一次性手套、消毒剂/消毒湿巾等消毒防护用品及带盖的垃圾桶。如条件允许，感染者房间内可以单独配备上述物资。

③各居室应关闭房门独立开窗通风，房间每日至少上午、下午各进行1次开窗通风，每次30分钟以上。全空气空调系统应关闭回风，按照全新风模式运行。卫生间应加强开窗通风，或开启排气设备进行通风换气。每日至少进行1次房间湿式清扫。

④卫生间需做好日常清洁与消毒。坐便器冲水时，先盖马桶盖再冲水。卫生间、厨房的干湿地漏均需要每天定时注水，注水后盖上盖子，再用注水的塑料袋压住地漏，或采用硅胶垫等封堵。

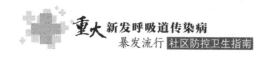

（3）自我健康管理。

①感染者应当每天早、晚各进行 1 次体温测量和自我健康监测，如出现发热、咳嗽等症状，可进行对症处置或口服药物治疗。有需要时也可联系社区卫生服务中心医务人员或通过互联网医疗形式咨询相关医疗机构。无症状感染者一般无需药物治疗。如需服药，须按药品说明书服用，避免盲目使用抗菌药物。如患有基础疾病，在病情稳定时，无需改变正在使用的基础疾病治疗药物剂量。

②如出现以下情况，可通过自驾车、120 救护车等闭环方式，到相关医疗机构进行治疗：呼吸困难或气促；经药物治疗后体温仍持续高于 38.5℃，超过 3 天；原有基础疾病明显加重且不能控制；儿童出现嗜睡、持续拒食、喂养困难、持续腹泻或呕吐等情况；孕妇出现头痛、头晕、心慌、憋气等症状，或出现腹痛、阴道出血或流液、胎动异常等情况。

③保持心理健康，缓解焦虑、恐惧、紧张、烦躁情绪。保持规律的日常作息，提高机体免疫力。如果出现情绪低落或受某些不良情绪影响，可主动与信任的人倾诉以获得心理支持，消除负面情绪。必要时可寻求心理专业人员支持，拨打心理援助热线。

④除生活必需品和药品外，尽量不要订购其他快递。收取快递时采取无接触方式，开门时需规范佩戴 N95/KN95 颗粒物防护口罩及以上级别的口罩、一次性手套，并在开门前后做好手卫生。

⑤快速检测试剂自测。感染者及同住人员需根据病情采用快速检测试剂自测。

2. 垃圾收集转运：感染者用过的纸巾、口罩、一次性手套以及其他生活垃圾装入塑料袋，用含有效氯 500～1000mg/L 的含氯消毒剂或 75％乙醇喷洒消毒至完全湿润，然后扎紧塑料袋。

3. 居家通风消毒：家庭以日常清洁为主，消毒为辅。每日做好居家环境的清洁卫生，定时开窗通风保持室内空气流通。不具备自然通风条件的，可用排气扇等进行机械通风。

居家消毒处理方式见表3-3。

表3-3 居家消毒处理方式

序号	类别	处理方式
1	餐具消毒	餐具首选煮沸消毒15分钟，也可用含有效氯 250～500mg/L 的含氯消毒剂浸泡15分钟后用清水洗净。
2	物品表面消毒	台面、门把手、电话机、开关、热水壶、洗手盆、坐便器等日常可能接触使用的物品表面，用含有效氯 250～500mg/L 的含氯消毒剂擦拭，后用清水擦净，每天至少 1 次。
3	衣物、被褥、毛巾等纺织物消毒	感染者的衣物、被褥、毛巾等纺织物需清洗时，要单独放置，用含有效氯 250～500mg/L 含氯消毒剂浸泡30分钟。
4	卫生间消毒	便池及周边可用含有效氯 2000mg/L 的含氯消毒剂擦拭消毒，作用 30 分钟。 厕所门把手、水龙头等手经常接触的部位，可用含有效氯 500mg/L 的含氯消毒剂或其他可用于表面消毒的消毒剂擦拭，作用 30 分钟后用清水擦净。
5	生活垃圾处理	用过的纸巾、口罩、手套以及其他生活垃圾装入塑料袋，放置到专用垃圾桶。清理前用含有效氯 500～1000mg/L 的含氯消毒剂或 75％酒精喷洒消毒至完全湿润，然后扎紧塑料口袋，再和家里其他垃圾一起丢弃。

续表

序号	类别	处理方式
6	被唾液、痰液等污染的物品消毒	消毒时用含有效氯 500～1000mg/L 的含氯消毒剂、75％酒精或其他可用于表面消毒的消毒剂擦拭消毒，作用 30 分钟后清水洗净。 大量污染，应当使用一次性吸水材料（干毛巾）完全覆盖后用足量的含有效氯 5000～10000mg/L 的含氯消毒剂浇在吸水材料上消毒，作用 30 分钟以上，小心清除干净。再用含有效氯 500～1000mg/L 的含氯消毒剂擦（拖）被污染表面及其周围 2m²。处理污染物应当戴手套与口罩，处理完毕后应沐浴、更换衣物。

4. 解除居家管理的条件：感染者症状明显好转或无明显症状，快速检测试剂自测连续两次阴性（两次检测间隔大于 24 小时），可结束居家管理，恢复正常生活。

（二）同住人员管理

1. 同住人员应做好个人防护，尽量不与感染者直接接触，不共用生活用品，每天开窗通风、戴口罩、勤洗手，做好居家环境卫生清洁，采取分餐制。

2. 外出时，做好个人防护，规范佩戴一次性医用口罩或以上级别口罩。

3. 每日早、晚各进行 1 次体温测量和自我健康监测。

4. 出现发热等可疑症状后，按要求进行快速检测试剂自测。被确认为感染者后，按照感染者管理。

第四章　风险点管理

一、什么是风险点

风险点是指感染者活动轨迹中涉及的办公、娱乐、购物、餐饮等存在病原体传播风险的场所。通过快速、有效的处置，尽早消除风险点的传播风险，有利于尽早复工、复产，快速恢复常态化社会秩序。

二、风险点的处置

（一）处置原则

原则上风险点作为疫源地进行处置。在未宣布解除前，实施临时管控。

（二）人员处置

1. 实施临时管控，人员不进不出。指导风险点内人员戴好口罩、保持距离，立即组织开展采样检测。

2. 尽快对风险点内人员进行风险研判并分类（密切接触者、重点人群等），按照分类结果建立风险点内人员台账，落实管理措施，清空风险点人员。人员台账样表可参考附录。

（三）环境处置

1. 开展消毒前环境检测：采样点包括但不限于高频接触的物体表面，如扶手、把手、空调风口、卫生间排气口、卫生间地漏及周围地面、便池等。

2. 开展终末消毒：清空风险点人员后，对风险点进行终末消毒。消毒范围可根据感染者活动情况，如活动时间、个人防护情况、个人行为等进行研判。风险点如有空调，应根据空调类型和使用情况，研判空调清洗消毒的方式方法及采样检测方式。完成《现场消毒记录表》《消毒过程评价记录表》，相关样表可参考附录。

3. 开展消毒后环境检测：采样点包括但不限于高频接触的物体表面，如扶手、把手、空调风口、卫生间排气口、卫生间地漏及周围地面、便池等。全空气空调系统和新风系统等须检测送风管道中细菌总数。

三、如何管理风险点

1. 区域管控：风险点临时管控，专人看守。在风险点的醒目位置上贴上标识，警示无关人员不得进入。

2. 风险研判：根据流行病学调查和现场勘察，防控专家研判该风险点的风险等级（高、中、低）。对于高风险点，则需要组建专班负责人员摸排，确保密切接触者不遗漏。

3. 建立管理台账：梳理清楚辖区内所有的风险点，建立风险点管理台账，针对人员摸排、人员管理、终末消毒、环境监测、防控专家评估、拟解除管控时间、解除管控时间等进行统计清理，实时掌握风险点处置进度。

四、风险点传播风险排除标准

风险点处置完成后，经防控专家评估可申请解除临时管控、恢复使用，排除标准如下：

1. 风险点人员已全部按照研判结果，分类落实管理措施。
2. 完成终末消毒，如有空调等设备，已完成相应处置。
3. 完成终末消毒后环境检测，采样检测结果为阴性。如涉及全空气空调系统和新风系统，需经防控专家研判，开展卫生学监测，评价合格后方可启用。

五、风险点的管理流程

（一）现场风险点划定的信息收集和传递

风险点由辖区防控专家结合感染者流调信息及现场勘察情况划定。应有专人负责收集感染者 4 小时核心信息或 24 小时流调报告，判定感染者活动轨迹中涉及的办公、娱乐、购物、餐饮等存在病原体传播风险的场所为风险点，现场处置人员应迅速到达风险点，同时通知属地街道、社区工作人员组织网格员、物业人员到现场，通过现场问询、查看监控视频等方式摸清感染者在风险点的活动轨迹、个人防护情况、人员接触情况。风险点确定后，由区疫情防控组将风险点处置情况报区疫情防控指挥部，区疫情防控指挥部上报市疫情防控指挥部。

（二）风险点管理的信息收集和传递

风险点确定后，区级防控专家及时到现场进行卫生指导，包括人员摸排管控、消毒、个人防护、环境监测等方面。社区防控

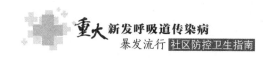

专家与风险点负责人可互留电话，以便及时沟通及进行线上指导。辖区每日汇总本区各风险点指导意见上报区疫情防控组及区疫情防控指挥部，区疫情防控指挥部将整改意见反馈给相关街道和部门。

将本区风险点汇总成一览表，列出风险点名称（地址）、风险类别、人员管理情况、终末消毒情况、环境监测情况、防控专家评估情况、拟解除管控时间、解除管控情况，风险点风险类别可用不同颜色标注，方便查阅。

（三）风险点解封过程中的信息收集和传递

根据风险点处置统计表，每日汇总次日拟解除管控的风险点，由街道将待解除管控的资料送辖区疫情防控组，资料审核合格后方可解除管控。风险点解除管控后由区疫情防控组上报区疫情防控指挥部，区疫情防控指挥部上报市疫情防控指挥部。

第五章　社区防控中的注意事项

一、风险区重点人员的管理对风险区的影响

风险区重点人员主要包括风险区域内居住居民和社区工作者。居住居民应严格执行中、高风险地区规定的人员管控措施。对于风险区域内的社区工作者，如物业、保安、志愿者、采样人员、消毒人员等，要严格区分一、二线，在各自活动范围内活动，不能离开风险区域，进行物资交换时严格执行无接触配送。如风险区后续出现感染者，不管是居民还是社区工作者，其管理的起始时间以最后一例感染者移出风险区域的日期重新开始计算。

二、整体转移的条件

如风险区域内持续出现感染者，尤其在一个平均潜伏期后仍有新报告感染者，或风险区域的社区工作人员中出现感染者，或非感染者家中的烟道、下水道等环境检出病原体，建议分析疫情传播因素和影响范围，部分或整体转移。

三、人员队伍建设

健全社区防控指挥体系，成立社区防控办公室，下设综合协

调组、流调溯源组、健康监测组、医疗保障组、消毒组、转运组、后勤保障组、安全保卫组，统筹街道（乡镇）、社区（村）、公安、卫生健康、发展改革委、商务、工业和信息化、住房城乡建设、交通运输、市场监管以及群团组织、下沉党员干部、志愿者等各方面力量，加强各人才队伍机制建设，明确各队伍部门职责和分工，建立指挥系统启动机制、信息报告制度、工作例会制度、工作台账制度、督导检查制度、应急演练制度，加强对各队伍疫情防控政策、策略措施和专业技术等培训、演练。坚持平战结合的原则，制订应急预案，高效应对不同规模疫情，并定期培训演练，全面提升应急反应和精准防控能力。

四、隔离场所的管理

（一）工作人员管理

1. 隔离场所工作人员按高风险岗位（内围）人员和低风险岗位（外围）人员分类管理，高风险岗位人员包括驻点的医务人员、清洁消毒人员、垃圾收集人员、污水消毒人员以及接触隔离人员及其污染物的驻点安全保障人员、后勤保障人员、心理辅导人员等，实行专人专岗。高风险岗位人员应登记造册。高风险岗位人员和低风险岗位人员的活动应相互独立，会议、办公、就餐等避免交叉，如相互有接触，低风险岗位人员应转为高风险岗位人员管理。

2. 所有工作人员必须经过培训，考核合格后方能上岗。培训内容应包括熟悉岗位责任、场所功能分区、防护要求、工作流程（如垃圾收集转运）等，熟练掌握个人防护用品穿脱、清洁消毒和应急处置等流程，掌握基本的防灭火知识，以及灭火和应急疏散预案的内容、操作程序，具备扑救初起火灾和引导疏散的能力。尤其加强防护装备穿脱、垃圾收集转运培训和监督，确保工作规范。隔离场所可定期对工作人员采取线上例会、培训的方式进行岗位责任、个人防护、清洁消毒、应急处置等内容的培训，同时做好培训记录和存档。

3. 生活区（工作准备区）应至少佩戴医用外科口罩。进入污染区、半污染区应当采取二级或以上个人防护标准。进行生物样品采集的工作人员应当采取二级以上个人防护标准。

4. 所有工作人员采取轮班制、封闭管理。实行"n1＋n2＋n3"（n1 天封闭工作＋n2 天集中隔离＋n3 天居家健康监测，n1 由个人工作负荷和管理效能综合决定，n2 和 n3 根据新发呼吸道传染病的潜伏期、传染期和防控政策来决定）的管理政策。在岗工作人员每天开展采样检测，离岗后的 m1 天集中隔离期内可开展相应频次检测、m2 天居家健康监测期内也需开展相应频次检测（辞职辞退人员离岗前按相同要求执行后方可履行辞职辞退手续）。离岗人员再次上岗前须提供 24 小时内采样检测阴性证明。采样检测频次按照最新政策要求执行。

（二）集中隔离人员管理

1. 集中隔离人员在隔离医学观察期间需按规定频次和要求完成采样检测。

2. 医护人员每天早、晚对集中隔离人员各进行一次健康状况监测并记录监测情况，对有相关症状的隔离人员要按规定及时转至定点医疗机构。

3. 对集中隔离人员在隔离医学观察期间的最后一次采样检测应同时采集人、物、环境标本，包括但不限于人体呼吸道或血

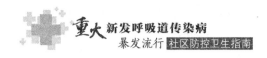
液标本、遥控器表面标本、手机表面标本、枕头表面标本、大门内侧把手标本等，有条件的情况下进行双采双检（在两个检测机构进行平行检测交叉验证），满足"三类样本阴性"后方可解除隔离观察。

4. 相邻、对门的隔离人员应错峰取餐，取餐时佩戴好 N95/KN95 颗粒物防护口罩及以上级别的口罩，避免交谈和短暂停留，防止交叉感染。

（三）场所管理

1. 三区两通道。场所内部要规范设置工作准备区、隔离区和缓冲区，不同区域之间应严格分界、物理隔断、明确标识，在无工作人员进出时，通道应始终保持关闭状态。场所内部至少设置工作人员通道和隔离人员通道两个通道，要有明确标识且不能交叉。必须采取上至天花板下至地板的物理隔断方式进行隔离（有条件时可设置垃圾转运通道）。

2. 脱卸防护服区域规范设置一脱间、二脱间，需安装监控设备。并需安装人机共存空气消毒机，保持正常运行。二脱间安装流动水洗手设施。

3. 电梯分区管理。隔离人员电梯与工作人员电梯分开。

4. 隔离区域、出入口、走廊等重要部位要有视频监控（或移动侦测）。安装门磁报警、红外线监控、电子狗、喊话系统等技防系统，隔离场所监控室工作人员严格履职，从监控中发现有违规人员要及时处置，并有处置记录。

（四）医疗废物收集、暂存、转运管理

1. 设置医疗废物临时贮存场所，由专人管理，有明确警示标识，确保有至少 2 天的贮存容量并设有防盗、防雨、防控媒介生物等防护设施。

2. 隔离场所所有垃圾均应当装入黄色塑料袋内，按医疗废物处理，每日至少清理 1 次，必要时及时清理。根据实际贮存量每天由医疗废物处置单位用专车进行回收处置，并做好日期、数量、交接双方签名登记工作。

3. 各隔离房间门口设置垃圾桶。

（五）污水管道、井口、空调冷凝水管理

1. 最好具有独立化粪池。污水在进入市政排水管网前进行消毒处理，确保消毒 1.5 小时后总余氯量达 6.5～10.0 mg/L。无独立化粪池的，则用专门容器收集排泄物，消毒处理达到医疗机构水污染物排放标准后再排放。由专人负责做好投药、余氯监测等相关记录。污水管道设施设备完好无损。污水处理设施周围需打围，并应有监控覆盖。

2. 空调冷凝水要统一收集倒入污水管道（消毒前）。

3. 污水井周边要做好有效隔离和警示标识，防止人员接近。

（六）消毒管理

1. 预防性消毒。要做好高频接触物体表面与空气的消毒（如电梯轿厢、走廊等），消毒剂的选用、配比浓度、消毒设备等严格按要求执行并做好记录。

2. 终末消毒。对感染者的房间要严格按照疫源地终末消毒程序进行终末消毒，包括房间内物体表面及空调风口、滤网，空气消毒等。

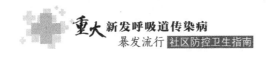
（七）应急演练

制订隔离场所应急处置预案，包括观察对象采样检测结果阳性、工作人员采样检测结果阳性、环境监测样本采样检测结果阳性以及火灾、地震、群体性事件、医疗废物泄漏、污水处理设施故障等应急情况的处置预案。隔离场所启用前应当组织开展应急演练。

五、封控管理的注意事项

（一）物资供应

民以食为天，封控区内居民生活物资是否按需、保量、及时供应，事关封控管理的成败。要第一时间组建物资供应队伍，切实做好需求收集、帮助购买、配送到户等工作。

（二）群众关切问题

充分利用微信群、QQ群、微信公众号等密切关注和收集居民诉求，及时回应群众关切问题，如防疫政策、个人防护、居室通风、消毒、外出就医流程、生活必需品保障等。

（三）采样检测

对高风险区居民、尚未转运的风险人员、快速检测试剂自测阳性人员、初筛阳性待复核人员、行动不便者和高龄老人等特殊人群，应上门单采单检，同一楼层人员应分户错峰采样，避免相邻、对门人员聚集接触或空气对流，防止交叉感染。对中风险区居民，要尽量在各楼栋下分别设置采样点，确保采样时居民足不出楼栋，专人引导不同楼层人员分批下楼采样，督促做好个人防护，采完样后立即返回，避免聚集。若条件不允许在各楼栋下分别设置采样点，则要科学制定不同楼栋居民行进路线，加强现场组织管理，实行专人引导、分时分区、固定路线，督促做好个人防护，防止交叉感染。尤其是对于曾发现感染者的楼栋，可先进行快速检测试剂检测，阴性后再有序开展常规的采样检测。

（四）人身健康安全

对于楼栋、小区内的安全通道、打围口严禁封闭上锁，可张贴封条、安排专人值守，以免火灾、地震等突发事件时，封控区内的居民不能及时撤离。摸排清楚封控区域内的独居老人、未成年人、孕产妇、残疾人、行动不便者、血透患者、精神病患者、慢性病患者，登记造册，主动为这些特殊人群提供就医用药等生活便利。

（五）人员管理

对于封控区域内的原物业人员、志愿者和工作人员，应研判其传播风险，有传播风险或研判不明的应同时纳入封控区人员管理，严禁将其作为封控区的一、二线工作人员参与封控区的管理、服务和志愿工作。

（六）安防监控

对于划分的封控区域，若无平面图，则应立即使用无人机高空拍摄或人员现场调查绘制区域地图，辅助决策。对于监控设施不全的区域，应在重点部位如封控区域出入口、楼栋出入口、小

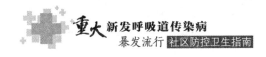

区主要通道、中庭等位置加装监控设施，同时安排人员在监控室值守，发现异常情况及时处理。对于管理难度大的封控区域，必要时安排公安民警值守。

附录1 重大新发呼吸道传染病暴发流行社区防控相关名词解释

低、中、高风险地区：以县（市、区、旗）为单位，依据人口、发病情况综合研判，科学划分的不同疫情风险等级地区。

重点场所：重大新发呼吸道传染病疫情防控期间，人员密集且流动性大、容易暴发聚集性疫情的场所，包括办公场所、宾馆、商场和超市、银行、餐厅（馆）、理发店、农集贸市场、公园、铁路客运、道路客运、水路客运、民航、城市轨道交通等。

重点单位：重大新发呼吸道传染病疫情防控期间，容易暴发聚集性疫情的单位，包括企业、建筑业、邮政快递业、机关事业单位、托幼机构、中小学校、大专院校、养老机构、儿童福利院、监狱、精神卫生医疗机构等。

传染源：体内有病原体生长、繁殖，并能排出病原体的人或动物，包括患者、病原体携带者和受感染的动物。

潜伏期：从暴露病原体到临床症状出现的这个亚临床疾病阶段，就叫传染病的潜伏期。

传染力：暴露人群中感染者所占的比例。

致病力：感染人群中出现明显临床症状者所占的比例。

感染谱：宿主机体对病原体传染过程反应轻重程度的频率。

隐性感染：病原体侵入机体后，仅引起机体产生特异性免疫

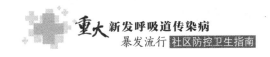

应答，不引起或只引起轻微的组织损伤，在临床上不出现任何症状和体征，甚至生化改变，只能通过免疫学检查才能发现。

显性感染：病原体侵入机体后，不但引起机体发生特异性免疫应答，而且通过病原体本身的作用或机体的变态反应，导致组织损伤，引起机体出现明显的症状和体征。

密切接触者：是指与病例（包括疑似病例、确诊病例、无症状感染者）接触，但又没有采取有效防护措施的人员。

基本再生指数：简称 $R0$，也称传播系数，是指在一个全部由易感者组成的人群中，平均每位感染者传染的人数。

消毒：杀灭或清除传播媒介上病原体，使其达到无害化的处理。

清洁：除去物品上的污染，使之达到预定用途或进一步处理所需的程度。

消毒剂：采用一种或多种化学或生物的杀微生物因子制成的用于消毒的制剂。

预防性消毒：在没有明确的传染源存在时，对可能受到病原微生物污染的场所和物品进行的消毒。

疫源地消毒：对疫源地内污染的环境和物品进行消毒。疫源地是传染源排出的病原微生物所能波及的范围。

终末消毒：传染源离开疫源地后进行的彻底消毒。

随时消毒：有传染源存在时，对其排出的病原体可能污染的环境和物品及时进行消毒。

个人防护用品：人员使用时可避免接触潜在感染性因子、提供具有阻隔防护作用的用品，包括帽子、口罩或动力送风过滤式呼吸器、手套、护目镜、防护面屏、医用防护服、隔离衣、鞋套等。

空调通风系统：以空气调节和通风为目的，对工作介质进行集中处理、输送、分配，并控制其参数的所有设备、管道及附件、仪器仪表的总和。

全空气空调系统：空气调节区的室内负荷全部由经过加热或冷却处理的空气来负担的空调系统。

风机盘管加新风系统：空气和水共同承担空调房间冷、热负荷的系统，除了向房间内送入经处理的室外空气，还在房间内设有以水作介质的末端设备对室内空气进行冷却或加热。

无新风的风机盘管系统：风机推动室内空气流动，末端设备对室内空气进行冷却或加热，使室内空气温度降低或升高，以满足人们的舒适性要求。

多联机空调：由一台或数台风冷室外机连接数台不同或相同形式、容量的直接蒸发式室内机构成的单一制冷循环系统，它可以向一个或数个区域直接提供处理后的室内空气。

分体式空调：由室内机和室外机组成，分别安装在室内和室外，中间通过管路和电线连接。

新风量：单位时间内由空调通风系统进入室内的室外空气的量，单位为立方米/（小时·人）。

空调系统清洗：采用某些技术或方法清除空调风管、风口、空气处理单元和其他部件内与输送空气相接触表面以及空调冷却水塔内积聚的颗粒物、微生物。

空调系统消毒：采用物理或化学方法杀灭空调风管、冷却塔、表冷器、风口、空气处理单元和其他部件内与输送空气相接触表面以及冷却水、冷凝水、积尘中的微生物。

医疗废物：医疗卫生机构在医疗、预防、保健以及其他相关活动中产生的具有直接或者间接感染性、毒性以及其他危害性的

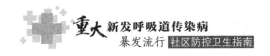

废物。传染病患者或者疑似传染病患者产生的生活垃圾，按照医疗废物进行管理和处置。

集中隔离场所：对重大新发呼吸道传染病疑似病例、确诊病例、无症状感染者、密切接触者、入境人员及高风险职业人群等依据相关规定要求需集中隔离的人员，进行集中隔离和医学观察的建筑及其配套设施。

附录2 重大新发呼吸道传染病暴发流行社区防控相关表格

附表1 _____街道风险区圈层管理工作人员清单

岗位		姓名	联系电话
点位负责人	点长		
	副点长		
综合协调组	组长		
	组员		
	…		
医疗保障组	组长		
	组员（高风险区）		
	组员（中风险区）		
	…		
环境消杀组	组长		
	组员（高风险区）		
	组员（中风险区）		
	…		

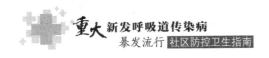

岗位		姓名	联系电话
物资保障组	组长		
	组员（高风险区）		
	组员（中风险区）		
	……		
安保巡逻组	组长		
	组员（高风险区）		
	组员（中风险区）		
	……		
转运组	组长		
	组员（高风险区）		
	组员（中风险区）		
	……		

附表 2　_____街道_____小区中风险区居民摸排清单

序号	房号	姓名	联系电话	备注
1				
2				
3				
4				
5				
6				
7				
8				
9				
10				

附表 3　_____街道_____小区高风险区居民摸排清单

序号	房号	姓名	联系电话	备注
1				
2				
3				
4				
5				
6				
7				
8				
9				
10				

附表4 _____街道_____小区中风险区特殊人群清单

序号	房号	姓名	联系电话	特殊情况
1				
2				
3				
4				
5				
6				
7				
8				
9				
10				

附表5 _____街道_____小区高风险区特殊人群清单

序号	房号	姓名	联系电话	特殊情况
1				
2				
3				
4				
5				
6				
7				
8				
9				
10				

附表 6　　　　　街道　　　　　小区中风险区底商摸排清单

序号	门牌号	商铺名称	人员姓名	联系电话	现住址	备注
1						
2						
3						
4						
5						
6						
7						
8						
9						

附表 7 _____ 街道 _____ 小区高风险区底商摸排清单

序号	门牌号	商铺名称	人员姓名	联系电话	现住址	备注
1						
2						
3						
4						
5						
6						
7						
8						
9						

附表 8 _____ 街道 _____ 小区中风险区居民采样检测情况表

序号	房号	姓名	第一次		第二次		第三次		第四次		备注
			采样时间	检测结果	采样时间	检测结果	采样时间	检测结果	采样时间	检测结果	
1											
2											
3											
4											
5											
6											
7											

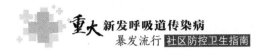

附表 9 _____ 街道 _____ 小区高风险区居民采样检测情况表

序号	房号	姓名	第一次		第二次		第三次		第四次		第五次		第六次		第七次		备注
			采样时间	检测结果	采样时间	检测结果	采样时间	检测结果	采样时间	检测结果	采样时间	检测结果	采样时间	检测结果	采样时间	检测结果	
1																	
2																	
3																	
4																	
5																	
6																	
7																	

附表 10 _____ 街道 _____ 小区中风险区居民健康监测情况表

序号	房号	姓名	_月_号		_月_号		_月_号		_月_号		_月_号		_月_号		_月_号		备注
			体温	症状	体温	症状	体温	症状	体温	症状	体温	症状	体温	症状	体温	症状	
1																	
2																	
3																	
4																	
5																	
6																	
7																	
8																	

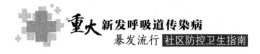
附表 11 _____ 街道 _____ 小区高风险区居民健康监测情况表

序号	房号	姓名	_月_号 体温	_月_号 症状	_月_号 体温	_月_号 症状	_月_号 体温	_月_号 症状	_月_号 体温	_月_号 症状	_月_号 体温	_月_号 症状	_月_号 体温	_月_号 症状	_月_号 体温	_月_号 症状	_月_号 体温	_月_号 症状	_月_号 体温	_月_号 症状	备注
1																					
2																					
3																					
4																					
5																					
6																					
7																					

附表 12　　　　街道　　　　小区中风险区工作人员采样检测情况表

序号	房号	姓名	第一次		第二次		第三次		第四次		备注
			采样时间	检测结果	采样时间	检测结果	采样时间	检测结果	采样时间	检测结果	
1											
2											
3											
4											
5											
6											
7											

附表 13 _____街道_____小区高风险区工作人员采样检测情况表

序号	房号	姓名	第一次		第二次		第三次		第四次		第五次		第六次		第七次		备注
			采样时间	检测结果	采样时间	检测结果	采样时间	检测结果	采样时间	检测结果	采样时间	检测结果	采样时间	检测结果	采样时间	检测结果	
1																	
2																	
3																	
4																	
5																	
6																	
7																	

附表 14 ＿＿＿＿＿＿＿街道＿＿＿＿＿＿＿小区中风险区工作人员健康监测情况表

序号	房号	姓名	＿月＿号		＿月＿号		＿月＿号		＿月＿号		＿月＿号		＿月＿号		＿月＿号		＿月＿号		备注
			体温	症状	体温	症状	体温	症状	体温	症状	体温	症状	体温	症状	体温	症状	体温	症状	
1																			
2																			
3																			
4																			
5																			
6																			
7																			
8																			

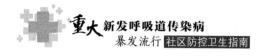

附表 15 ____街道____小区高风险区工作人员健康监测情况表

序号	房号	姓名	_月_号 体温	症状	_月_号 体温	症状	_月_号 体温	症状	_月_号 体温	症状	_月_号 体温	症状	_月_号 体温	症状	_月_号 体温	症状	_月_号 体温	症状	_月_号 体温	症状	备注
1																					
2																					
3																					
4																					
5																					
6																					
7																					

附表 16 _____ 街道 _____ 小区中风险区人员进出情况表

序号	房号	姓名	联系电话	进入时间	离开时间	原因	备注
1				__月_号_时_分	__月_号_时_分		
2							
3							
3							
4							
5							
6							
7							
8							

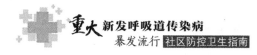

附表 17 _____ 街道 _____ 小区高风险区人员进出情况表

序号	房号	姓名	联系电话	进入时间	离开时间	原因	备注
1				_月_号_时_分	_月_号_时_分		
2							
3							
3							
4							
5							
6							
7							
8							

附表 18　　　　　街道　　　　　小区中风险区人员转运情况表

序号	房号	姓名	联系电话	进入时间	离开时间	原因	转运车辆	处置情况
1				_月_号_时_分	_月_号_时_分			
2								
3								
3								
4								
5								
6								
7								
8								

附表19 _____ 街道 _____ 小区高风险区人员转运情况表

序号	房号	姓名	联系电话	进入时间	离开时间	原因	转运车辆	处置情况
1				_月_号_时_分	_月_号_时_分			
2								
3								
3								
4								
5								
6								
7								
8								

附表 20 _____ 街道 _____ 小区中风险区环境消毒记录

消毒时间	消毒区域	消毒剂名称	消毒剂有效期	消毒剂浓度(mg/L)	消毒方式	消毒面积(m²)	消毒剂用量(mL)	作用时间(min)	消毒人员	备注

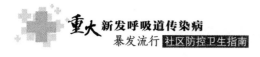

附表 21 _____ 街道 _____ 小区高风险区环境消毒记录

消毒时间	消毒区域	消毒剂名称	消毒剂有效期	消毒剂浓度(mg/L)	消毒方式	消毒面积(m²)	消毒剂用量(mL)	作用时间(min)	消毒人员	备注

附表 22　_____街道_____小区医疗废物清运记录表

医疗废物清运日期	交接人员	医疗废物重量	医疗废物清运公司	清运人员	清运车辆	备注

附表 23   街道____小区生活垃圾清运记录表

垃圾清运日期	交接人员	垃圾重量	生活垃圾清运公司	清运人员	清运车辆	备注

附表 24　风险区管理汇总表

数据截至　＿＿年＿月＿日 24 时

风险级别	序号	区县	风险区范围	最后一例病例移出时间	划定时间	拟解封/降级时间	专家评估时间	是否解封/降级	未解封/降级原因
中风险区	1								
	2								
	…								
高风险区	1								
	2								
	…								

附表 25 风险点人员台账

风险点名称：_____

地址：_____

序号	人员姓名	联系电话	现住址	分类结果（密接/重点人群等）	管控措施	人员去向（本区在管/推送___区协查等）
1						
2						
3						
4						
5						
6						
7						

附表26 风险点技术指导内容

县（市、区、旗）_____（风险点名称）

指导项目	指导内容	指导方式	备注
先管后筛	1. 场所实施临时管控，人员不进不出。 2. 指导人员戴好口罩，保持距离。 3. 组织开展核酸检测。 4. 分类筛查人员（密接、参照密接、居家隔离、重点人群等。	查看现场 查阅资料 问询工作人员	
人员已清零	所有人员按照分类管理措施落实到位，风险点人员已清零。		
开展消毒前环境检测	1. 采样点包括但不限于电梯、室内高频接触的物体表面、空调风口、卫生间地漏等。 2. 有采样记录和检测结果。	查阅资料	
开展终末消毒	对环境、空调已完成终末消毒，有环境和空调的现场消毒记录表和消毒效价记录表。		
终末消毒后环境、空调监测	1. 环境涂抹采样检测、采样点包括但不限于电梯、室内高频接触的物体表面、空调风口、卫生间地漏等。 2. 全空空调系统和新风系统等须检测送风中细菌总数。 3. 以上结果全部合格。	查阅资料 问询工作人员	

101

附表 27 风险点处置统计表

风险点名称	重点场所人员管理		重点场所终末消毒			重点场所环境监测				专家评估（是/否）	拟解除管控时间	解除管控（是/否）
	采样检测（轮次）	管控措施落实到位（是/否）	开展（是/否）	开展时间	消毒内容	消毒前		消毒后				
						监测时间	监测结果	监测时间	监测结果			

附表 28　消毒过程评价记录表

编号：_____

执行消毒单位：		联系人：
联系电话：		消毒地点：
执行消毒人员：		

消毒方案：□无　□有（□是　□否存在问题，问题概括_____）

消毒产品：

消毒器械名称	用途	功能状态

消毒剂名称	原药有效浓度	资质[1]	用途	有效日期	开启日期	使用有效浓度	配制方法	配制浓度[2]
		□A □B □C					正确：□是 □否 现用现配：□是 □否	
		□A □B □C					正确：□是 □否 现用现配：□是 □否	
		□A □B □C					正确：□是 □否 现用现配：□是 □否	
		□A □B □C					正确：□是 □否 现用现配：□是 □否	
		□A □B □C					正确：□是 □否 现用现配：□是 □否	
		□A □B □C					正确：□是 □否 现用现配：□是 □否	
		□A □B □C					正确：□是 □否 现用现配：□是 □否	

注释：1. A—厂家消毒产品生产许可证，B—产品卫生安全评价报告，C—卫生许可批件；2. 根据计算或浓度测试判断是否合格。

消毒操作： 1. 按照消毒工作方案执行□是□否 2. 消毒程序通道→关闭门窗→有序操作□是□否 3. 消毒范围□无遗漏□有遗漏（□空调表面、□空调滤网、□餐（饮）具、□卫生洁具、□织物、□家居表面、□环境表面） 4. 高频接触表面擦拭消毒□否□是（□无遗漏□有遗漏） 5. 表面湿润□完全　□不完全 6. 物品浸泡□完全　□不完全 7. 物品浸泡加盖□是□否 8. 作用时间□合格□不合格 9. 消毒器械使用后处置□规范□不规范 10. 现场消毒人员个人防护□合格□不合格 11. 消毒后注意事项交代□是□否 12. 消毒记录□规范□不规范（□消毒日期、□消毒地点、□消毒对象、□消毒剂浓度和用量、□作用时间、□消毒方式、记录等不全）
消毒过程评价单位：
消毒过程评价人员：
评价日期和时间：

参考资料

[1] 沈洪兵. 流行病学 [M]. 8 版. 北京：人民卫生出版社，2013.

[2] 欧阳新平. 急性呼吸道传染病防治手册 [M]. 北京：科学出版社，2022.

[3] 中国疾病预防控制中心环境与健康相关产品安全所. 新发呼吸道传染病防控技术问答·场所卫生与个人防护 [M]. 北京：人民卫生出版社，2020.

[4] 中国疾病预防控制中心环境与健康相关产品安全所. 新发呼吸道传染病流行期重点场所防护与消毒技术指南 [M]. 北京：人民卫生出版社，2020.

[5] 朱仁义. 新发呼吸道传染病消毒与感染控制 [M]. 北京：人民卫生出版社，2020.

[6] 国务院应对新型冠状病毒肺炎疫情联防联控机制综合组. 关于印发《新型冠状病毒肺炎防控方案（第九版）》的通知：联防联控机制综发〔2022〕71 号 [A]. 2022−06−27.

[7] 国家卫生健康委办公厅，国家发展改革委办公厅，住房城乡建设部办公厅，国家疾控局综合司. 关于印发《集中隔离点设计导则（试行）的通知》：国卫办规划函〔2022〕255 号 [A]. 2022−07−21.

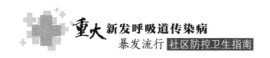

［8］疫源地消毒总则：GB 19193—2003 ［S］，2003.

［9］医疗机构水污染物排放标准：GB 18466—2005 ［S］，2005.

［10］医院空气净化管理规范：WS/T 368—2012 ［S］，2012.

［11］新冠肺炎疫情期间现场消毒评价标准（发布稿）：WS/T 774—2021 ［S］，2021.

［12］农贸（集贸）市场新型冠状病毒环境监测技术规范（发布稿）：WS/T 776—2021 ［S］，2021.

［13］公共场所集中空调通风系统卫生规范：WS 394—2012 ［S］，2012.

［14］新冠肺炎疫情期间办公场所和公共场所空调通风系统运行管理卫生规范（发布稿）：WS 696—2020 ［S］，2020.

［15］公共场所集中空调通风系统卫生学评价规范：WS/T 395—2012 ［S］，2012.

［16］公共场所集中空调通风系统清洗消毒规范：WS/T 396—2012 ［S］，2012.

［17］新冠肺炎疫情期间重点场所和单位卫生防护指南（发布稿）：WS/T 698—2020 ［S］，2020.

［18］重大呼吸道传染病疫情防控社区社会工作服务指南：T/CDSWA 001—2020 ［S］，2020.

［19］新型冠状病毒肺炎防控疾控人员个人防护规范：T/BPMA 0002—2020 ［S］，2020.

［20］新型冠状病毒肺炎疫情期间预防性消毒技术要求：T/BPMA 0001—2020 ［S］，2020.

［21］黄忻，侯星朵，江宛谕，等. 从"R0"看新发传染病防控［J］. 中华流行病学杂志，2020，41（9）：1554.

［22］杨维中，张婷. 高度不确定新发传染病的应对策略和措施

［J］. 中华流行病学杂志，2022，43（5）：627−633.

［23］王劲，于礼，吴双胜，等. 新型冠状病毒肺炎防控疾控人员个人防护规范团体标准解读［J］. 中华流行病学杂志，2020，41（8）：1192−1194.

［24］周燕，肖建鹏，胡建雄，等. 我国常态化防控阶段的新型冠状病毒肺炎本土疫情流行特点和防控经验［J］. 中华流行病学杂志，2022，43（4）：466−477.

［25］杜敏，刘民，刘珏. 新型冠状病毒 Delta 变异株的流行病学特征及防控研究进展［J］. 中华流行病学杂志，2021，42（10）：1774−1779.

［26］廖春晓，王波，吕筠，等. 新型冠状病毒 Omicron 变异株病原学及流行病学研究进展［J］. 中华流行病学杂志，2022，43（11）：1691−1698.

［27］黄云，李依红，谢仕兰，等. 新型冠状病毒 Omicron 变异株研究进展［J］. 中华流行病学杂志，2022，43（5）：655−662.

［28］北京预防医学会. 新型冠状病毒肺炎疫情期间集中空调通风系统风险调查实施技术规范（T/BPMA 0006—2020）［J］. 中华流行病学杂志，2020，41（9）：1373−1377.

［29］贾予平，曹国庆，赵锐，等. 新型冠状病毒肺炎疫情期间集中空调通风系统风险调查实施技术规范团体标准解读［J］. 中华流行病学杂志，2020，41（9）：1381−1384.

［30］马瑾，徐建，赵晓丽，等. 新冠病毒环境传播与风险防范的若干重大问题［J］. 中国科学：地球科学，2022，52（7）：1243−1252.

［31］黄亚妮，王玲，曹梦西，等. 新型冠状病毒（SARS−

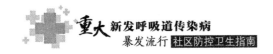

CoV-2）的环境传播研究进展［J］. 环境化学，2021，40
（7）：1945-1957.

[32] 吴双胜，张姣姣，孙瑛，等. 一起可能经气溶胶传播的新
型冠状病毒 Delta 变异株聚集性疫情调查［J］. 中华流行病
学杂志，2022，43（3）：305-309.

[33] 陈奕，王爱红，易波，等. 宁波市新型冠状病毒肺炎密切
接触者感染流行病学特征分析［J］. 中华流行病学杂志，
2020，41（5）：667-671.

[34] 梁来成. 动员、激活与引领：新冠肺炎疫情中社区防控的
武汉经验与启示［J］. 中国应急管理科学，2021（4）：
48-55.

[35] 冯静静，张金钟. 论新发传染病的社区防控——以甲型
H1N1 流感为例［J］. 中国医学伦理学，2010，23（3）：
112-113.

[36] 叶响裙. 我国社区疫情防控的经验和启示［J］. 中国国情
国力，2022（4）：10-13.

[37] 张莉，刘宏新，鲍伟，等. 新型冠状病毒感染疫情的社区
防控［J］. 中国社区医师，2021，37（21）：179-180.

[38] 中华预防医学会新型冠状病毒肺炎防控专家组. 新型冠状
病毒肺炎流行病学特征的最新认识［J］. 中国病毒病杂志，
2020，10（2）：86-92.

[39] 姚孝文，周玉霞，王蓉，等. 2019 新型冠状病毒变异株的
研究进展［J］. 中华传染病杂志，2022，40（2）：111-115.

[40] 杨书慧，吴颐杭，屈雅静，等. 病毒在无生命物体表面存
活时间及其影响因素分析［J］. 环境科学研究，2020，33
（7）：1618-1623.

［41］ BIN S Y, YEON H J, MIN SONG M S, et al. Environmental contamination and viral shedding in MERS patients during MERS−CoV outbreak in South Korea ［J］. Clinical Infectious Diseases, 2016, 62 (6): 755−760.